피로세포

당신을 서서히 죽이는

피로세포

이동환 지음

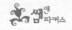
쌤앤
파커스

세포를 의심할 때,
손 쓸 수 없는 피로로부터
비로소 해방될 수 있다

'코로나19 바이러스'가 나타나고 2년 넘는 시간이 흘렀습니다. 그러는 사이에 감염병, 백신과 치료제, 면역력에 대한 사람들의 이해도는 전문가 수준으로 상당히 높아졌죠. 우리는 이제 바이러스로 인한 감염을 막기 위해 일상적으로 손을 씻고, 마스크를 낍니다. 기침을 하거나 재채기를 할 때도 이전보다 훨씬 조심스러워졌고 만나서 당연하게 악수를 청하거나 포옹을 하던 예전과는 사뭇 다르게 주먹 인사를 하거나 눈인사를 나누곤 합니다.

1년에 한 번 맞던 독감백신보다 훨씬 자주 코로나 백신을 맞게 되었고 백신의 위험성에 대해서는 여전히 많은 논쟁이 오가고 있습니다. 전 국가적 차원을 넘어 전 세계적 차원에서 백신과 치료제에 대한 협의와 논의가 이루어지고, 코로나 치료제의 개발은 전 세계 주식까지 요동치게 만드는 화두가 되었죠.

이렇게 전쟁 같은 시간이 흐르는 동안, 우리의 건강은 어떻게 달라졌을까요? 개인 방역을 철저히 하고 많은 사람이 한 곳에 밀집하는 일이 없어지면서 감기처럼 일상적이던 질병은 오히려 많이 사라졌습니다. 면역력의 중요성이 대두되고 관심이 높아지면서 면역력을 높일 수 있는 식습관과 운동법 등이 크게 유행하기도 했죠. 그러나 전 세계를 강타한 '팬데믹' 공황 속에서도 절대 변하지 않은 것이 있습니다. 이전부터 많은 이들이 호소해왔던 만성적인 피로감과 번아웃, 무기력감입니다. 코로나로 인해 바깥 활동과 대면 활동이 줄어들면서 더 하면 더 했지 절대 줄어들거나 나아지지는 않았습니다. 우리가 일명 '달고 산다'고 말하는 만성적인 피로감과 무기력함의 벽은 어쩌면 감염병만큼이나 높은 것일지도 모르겠습니다.

'피로'는 고혈압이나 당뇨병처럼 어떤 수치를 기준으로 진단할 수 있는 질병이 아니라 정의하기가 아주 모호합니다. 이 모호함이 현대의학에서는 환자들의 상태에 대한 적절한 규명과 치료를 어렵게 만드는 이유죠. 오랫동안 피로감을 느끼던 사람이 병원에 찾아가 종합 검사를 받는다 해도 검사 결과, 몸에는 아무런 문제가 없을 수 있는 것입니다.

특히나 질병이 발생한 후에 이를 '치료'하는 현대의학의 관점에서 진정한 '예방'을 위한 문제는 굉장히 어려운 것입니다. 현대의학은 눈에 보이는 현상에 대해서, 또는 검사 결과에 대해서 치료하고 관리하는 학문이기 때문이죠. 물론, 이 책에서 현대의학과 기능의학을 비교하고자 하는 것은 아닙니다. 코로나19 바이러스처럼 전 세계를 위협하는 수많은 질병도 결국 현대의학이 해결할 것입니다.

그러나 모든 질병의 시작은 사실 우리 몸의 기본단위, 아주 작은 세포들의 잘못된 화학반응입니다. 현대의학이 놓치고 있는 부분이죠. 이 책을 통해 제가 여러분에게 전하고 싶었던 이야기가 바로 이것입니다. 우리 몸속, 보이지 않는 곳에서 피로감을 만들어내는 '세포'에 대해 모두가 올바르게 이해할 수 있도록 돕고 싶었습니다.

우리 몸속 수많은 세포가 정상적으로 기능해야 질병이 발생할 확률도 낮아집니다. 이미 이유 없는 피곤함이 일상을 뒤덮었다면, 그리고 나아지지 않고 계속 이어진다면, 그러나 큰 병원에서 받아본 종합 검사 결과 피로감의 특별한 원인을 찾지 못한다면 우리는 세포를 의심해봐야 합니다. 제 기능을 제대로 하지 못하는 세포,

이른바 '피로세포'가 우리 몸속에 얼마나 많은지를 먼저 알아봐야 합니다.

늘 피곤에 찌들어 있으며 우울증세가 있고, 집중력이 많이 떨어진 상태라면 우리는 이 문제를 정신과적인 것으로 생각합니다. 아이를 낳고 급격히 몸이 안 좋아졌다면 단순히 산후조리를 제대로 못 한 탓으로 여기기도 하죠. 그러나 모든 원인은 세포에 있습니다. 세포가 제대로 에너지를 생성하지 못하고 있다면 이유가 무엇인지, 몸속으로 들어온 독성 물질을 제대로 해독하지 못하고 있다면 또 그 원인은 무엇인지 면밀하게 살펴봐야 합니다.

나이가 들수록 몸 이곳저곳이 아프기 시작하죠. 피로와 함께 찾아오는 불청객이라 여기고 열심히 좋다는 영양제를 먹어보거나, 삼시 세끼를 모두 챙겨 먹어보거나, 오랜 시간 침대 위에 누워 있어 보기도 하지만 효과는 미미합니다. 세포에 어떤 문제가 있는 것인지, 호르몬 불균형이나 영양소 부족이 생긴 것은 아닌지 알아보지 않고 무작정 쉬거나 잘 먹는 전략은 오히려 상황을 더 악화시킬 수 있습니다.

영양제를 챙겨 먹기 전에 본인의 몸에 지금 어떤 영양소가 부족한지, 어떤 식습관으로 인해 부족하게 됐는지를 먼저 파악해야 합니다. 간에는 특별히 이상이 없지만 비타민이 부족해도 해독능력에 문제가 생길 수 있고, 오메가-3가 부족해도 시력에 문제가 생기거나 몸에 기운이 없을 수 있습니다. 칼슘이 부족해도 ADHD 증상이 심해질 수 있죠.

잘 챙겨 먹기를 전략으로 삼았을 때도 마찬가지입니다. 본인의 식단에 칼로리와 미세 영양소의 균형이 적절한지 파악할 수 있어야 합니다. 삼시 세끼를 아무리 잘 챙겨 먹는다 해도 칼로리를 세포 안에서 에너지로 바꿔줄 미세 영양소가 턱없이 부족하다면 안 먹느니만 못한 것이죠. 이렇게 되면 살은 계속 찌는데 여전히 기운은 없는 악순환이 반복됩니다. 다이어트를 하거나 운동을 할 때도 마찬가지입니다. 칼로리를 아무리 줄여도 미세 영양소가 똑같이 부족하다면 적은 양의 칼로리마저 에너지로 바꿔주지 못하는 것이죠.

우리는 늘 피곤하다는 말을 달고 삽니다. 그래서 어떻게 자고, 어떻게 먹고, 어떻게 운동해야 하는지를 늘 궁금해하죠. 그러나 정작 우리가 왜 피곤한지에 대해서는 별로 궁금해하지 않습니다. 그저 일을 많이 해서, 잠을 못 자서, 잘 못 챙겨 먹어서 피곤하고 기운이 없는 것이라고 미루어 짐작하죠.

그러나 아닙니다. 우리 몸은 그렇게 단순한 시스템으로 이루어져 있지 않죠. 오죽하면 '인체의 신비'라는 말이 있을까요. 우리 몸은 그야말로 신비한 네트워크로 작동합니다. 그중에서도 이 책을 통해 제가 여러분과 나누고 싶었던 이야기는 우리 몸의 가장 작은 단위인 세포에 관한 것이었습니다. 우리 몸을 이루고 있는 수많은 세포가 무슨 일을 하는지, 또 어떤 일을 못 하게 됐을 때 우리가 일상의 활력을 잃어버리는지 다양한 사례와 연구들을 덧붙여 이해하기 쉽도록 설명해드리고 싶었습니다.

더불어 유튜브 구독자들과 저의 진료실을 찾아와주시는 환자들에게 못다 한 우리 몸과 마음의 네트워크에 대해서도 함께 이야기 나누고 싶었습니다. 우리 몸을 제대로 이해하고 받아들일 때 우리는 손 쓸 수 없는 '피로'로부터 비로소 해방될 수 있을 것입니다.

이동환

차례

• • •

======= PART 1 =======
지금부터 관리해보려 하는데요

"세포가 먹는 것이 바로 나다!"

너무 아픈데 검사 결과 모든 게 정상이라면?

'이것'을 막아야 노화도 막을 수 있다

이유 없는 피곤함이 일상을 뒤덮는 순간은 누구에게나 찾아옵니다. 그러나 이 피로감이 도무지 회복되지 않고 끊임없이 이어진다면 이것은 분명히 우리 몸에 무언가 문제가 생겼다는 의미겠죠. 반복되는 야근, 불규칙한 식사, 부족한 수면 시간…. 암이나 당뇨, 고혈압 같은 병이 없는데도 아파하는 사람들이 많습니다. 그렇다면 이들에겐 어떤 치료가 필요할까요? 이 장에서는 잃어버린 일상의 활력을 되찾아줄 '호르몬'의 비밀을 알아보고, 그동안 우리가 놓쳤던 '스트레스'와 '미세 영양소'의 기밀한 연관성에 대해서도 살펴보도록 하겠습니다.

지금부터
관리해보려 하는데요

"세포가 먹는 것이
바로 나다!"

저는 사계절 중 새벽 공기가 제법 차가워서 잠결에 이불을 끌어 덮어야 하는 가을을 가장 좋아합니다. 제가 가을에 태어나서 그런지, 높고 구름 한 점 없는 가을 하늘은 항상 기분이 좋습니다. 하지만 진료실에서의 가을은 그렇게 좋은 것만은 아닙니다. 아침, 저녁으로는 제법 쌀쌀하지만 한낮에는 여전히 더운 공기가 남아 있어 말 그대로 환절기이고, 감기에 걸리기 가장 쉬운 때이기도 합니다. 여름 동안 잠잠하던 코가 슬슬 간지러워지면서 재채기를 시작으로 알레르기가 기승을 부리는 계절이기도 하죠. 환절기 감기는 쉽게 지나가지 않습니다. 심한 증상을 동반하다가 합병증으로 발전하기도 하죠.

겉으로는 아주 건강해 보이지만 목감기에 자주 걸려서 환절기 때는 어김없이 진료를 받아야 하는 사람들이 있습니다. 이들은 감기약을 써도 잘 낫지 않아서, 결국 고생할 만큼 다 고생하고 나서야 서서히 증상이 좋아집니다. 반면에 감기 증세가 아무리 심해도 처방받은 약을 하루 이틀만 먹으면 감기가 떨어진다는 사람들도 있습니다. 어떤 의사든지 그들에게는 감기를 한 방에 떨어뜨려주는 명의인 것이죠. 그런데 재미있는 것은 두 사람에게 의사들이 하는 처방이 거의 대동소이하다는 것입니다.

이런 일은 모든 의사들이 한 번쯤 겪어보았을 것입니다. 소위 '약발'이라는 것이 사람에 따라 다르게 작용하는 것이죠. 왜 같은 약을 써도 사람마다 받아들이는 모습이 다를까요? 유전적 문제일까요? 체질 때문이라면 체질이란 무엇일까요?

이런 의문들은 제 머릿속을 떠나지 않고 오랫동안 저를 괴롭혔습니다. 결국 많은 문헌을 접하게 되면서, 20살부터 배워온 현대의학 이외의 새로운 학문에 눈을 뜨고 발을 들여놓은 것이 18년 전 일입니다. 사람마다 약발이 다르고, 몸의 기능이 정상화되어 있을 때 약발도 더 잘 든다는 것을 알게 되었죠. 그 후로는 약이 잘 듣지 않는 경우에 몸의 기능을 끌어 올리기 위한 치료를 함께하는 것이 중요하다는 것도 알게 되었습니다.

현대의학은 병이 있는 사람들을 치료합니다. 그러나 병이 없다고 해서 모두 건강한 것은 아니죠. 현대 의학적 검사에서 뚜렷하게 나타나는 병은 없지만, 모든 세포 기능이 최상의 상태일 수는 없는 것입니다. 병이 있을 때만 치료하는 것이 아니라 세포들의 기능을 최상의 상태로 유지시키기 위해 노력하는 것이 바로 영양 요법과 생활 요법을 이용한 '기능의학'인 것이죠. 그런데 세포의 기능도 사람마다 모두 다릅니다. 이렇게 사람마다 세포의 기능이 다른 이유는 유전자가 다르기 때문입니다. 그리고 그 유전자에 의해 우리의 체질은 결정됩니다.

옛말에 '콩 심은 데 콩 나고, 팥 심은 데 팥 난다'는 말이 있죠. 이 말은 분명 씨앗이 가지고 있는 성질은 변할 수 없다는 진리에서 나온 말일 것입니다. 즉, 우리가 가지고 있는 유전자도 바꿀 수 없다는 말이죠. 하지만 같은 콩이라고 해도 어떤 콩은 아주 싱싱하고 건강하지만, 어떤 콩은 아주 형편없습니다. 이것은 유전자의 문제라기보다는 토양의 문제라고 볼 수 있죠. 훌륭한 콩을 만들어내는 데는 씨앗의 유전자만큼 건강하고 영양분이 풍부한 토양이 있어야 합니다.

물론, 우리의 유전자도 마찬가지입니다. 그 속에는 많은 정보가 들어 있죠. 하지만 타고난 유전자에 입력되어 있는 대로만 살아간다면 얼마나 답답할까요. 이미 정해져 있는 운명 그대로 살아가야 한다면 우리의 삶은 그야말로 활기를 잃을 것입니다. 좋은 밭에서 좋은 콩이 나오듯이 우리 몸의 토양을 좋게 가꾼다면 우리도 운명을 개척할 수 있습니다. 이러한 토양 이론의 시작은 1800년대로 거슬러 올라갑니다.

그 당시 프랑스에는 유명한 2명의 학자가 있었습니다. 한 사람은 그 유명한 루이 파스퇴르Louis Pasteur이고, 또 한 사람은 조금 생소한 안토인 비첨Antoine Bechamp입니다. 이 두 사람은 1800년대 유명한 의학자였지만, 서로 의견은 대립되었습니다. 파스퇴르는 세균을 발견하고 대부분의 병이 세균에 의해 생긴다는 것을 알아냈습니다. 그리고 질병을 예방하기 위한 소독법을 개발했고, 이 것은 후에 항생제 발명의 기초가 되었습니다. 현대의학은 파스퇴르를 빼놓고는 이야기가 안 될 정도죠.

그렇다면 의학의 역사에서 조명받지 못한 비첨은 누구일까요? 그는 모든 질병이 잘못된 토양에서 비롯된다고 주장했습니다. 즉, 몸의 토양에 영양분이 풍부하다면 세균이 들어와도 병에 걸리지 않는다는 말이죠. 하지만 비첨의 주장은 받아들여지지 않았고, 파스퇴르의 세균 이론이 발전하여 현대의학의 기틀을 만들었습니다. 이 사실이 저는 매우 안타깝습니다.

많은 환자를 경험하다 보면, 분명 몸의 토양이 좋은 사람이 치유 능력이 빠르다는 것을 알 수 있습니다. 하지만 토양을 개발하기 위한 임상 영양 요법에 대해서는 배울 기회가 없었습니다. 통계에 의하면 미국 의사들 중 6%만이 의과대학 시절에 임상영양학을 공부한다고 합니다. 한국은 의사들이 의과대학 6년뿐 아니라, 수련의 시절에도 임상영양학에 대해서 교육받을 기회가 매우 적은 것이 현실이죠.

현재 한국 의사 중 여러 학회나 연구회를 통해서 임상영양학, 기능의학을 공부하는 사람은 5~10% 정도가 될 것 같습니다. 그리고 실제로 임상에서 영양치료를 접목할 수 있는 의사는 5~10%도 채 되지 않을 것 같습니다. 영양 요법을 통한 기능의학은 대체의학과는 다릅니다. 대체의학은 현대의학의 치료를 대신하는 다른 요법을 사용하지만, 기능의학은 현대의학의 치료법을 중시하며, 사각지대에 있는 부분을 보완하죠. 저는 기능의학을 임상에 적용하는 것이 현대의학을 포함한 진정한 의학이라고 생각합니다. 그러나 아주 드물지만, 영양소를 이용하는 치료법을 진정한 의학이 아닌 한낱 상술로 치부하는 몰지각한 시각에 안타까움을 느끼곤 합니다. 만약 1800년대 현대의학이 태동할 즈음, 파스퇴르와 비첨의 두 이론이 모두 받아들여졌다면 우리는 더 건강하게 살아가고 있을지도 모릅니다. 영양의 중요성은 일시적 바람이 아닌, 인류가 살아가는 데 필요한 인체의 토양을 갈아엎는 것이라고 생각합니다.

그렇다면 대립된 의견을 주장한 두 학자는 얼마나 오래 살았을까요? 파스퇴르는 74살에 생을 마감했지만, 비첨은 93살까지 살았다고 합니다. 비첨이 파스퇴르보다 19년을 더 살았다는 것이 세균 이론보다 토양 이론이 더 중요하다는 사실을 증명하는 것이라 말한다면 지나친 억측일까요?

●●●●　　**난생처음 세포를 위하여**

중고등학교 시절 저에게 가장 골치 아픈 과목 중 하나는 화학이었습니다. 그나마 화학 선생님이 너무 재미있고 좋은 분이어서 조금이라도 공부를 했던 것이죠. 그러나 그때의 저는 원소 주기율표나 화학식만 바라봐도 머리가 지끈거렸습니다. 의과대학에 들어가서도 역시 그 골치 아픈 화학을 공부해야 했죠. 유기화학과 생화학을 공부하면서 이러한 화학구조식들이 의사에게 왜 필요한지 알지 못했습니다. 단순히 시험을 위해서 화학식을 외우고 또 외웠죠. 의과대학 본과에 올라가서 임상의학을 배우고 의사가 된 후 많은 환자를 진료하면서 비로소 화학과는 거리가 멀어지는 듯했습니다. 그러나 현대의학의 한계점을 느끼고 해결책을 고민하던 중 만난 기능의학을 공부하면서 저와 생화학의 인연은 다시 시작되었습니다.

나이가 들어 30대 후반에 만난 화학은 저에게 새로운 도전을 안겨주었죠. 지금까지 환자의 질병을 치료하고, 약물을 처방하면서 생각하지 못했던 세포 안의 화학적 반응을 공부하면서 새로운 세계를 개척하는 심정으로 흥분을 감출 수가 없었습니다. 다시 만난 생화학은 아주 멋진 학문이었고, 지금까지 질병의 '치료'에만 집중하고 있던 저 자신이 부끄럽기도 했습니다. 세포의 기능을 가장 적절하게 유지하는 것이 얼마나 중요한 것인가를 알게 되었고, 현대의학으로 설명하지 못했던 많은 환자가 활력을 되찾을 수 있다는 것도 알게 되었습니다. 그리고 신체의 모든 부분에서 활발한 화학반응이 일어나고 있다는 사실도 알게 되었죠.

머리끝부터 발끝까지 몸 안의 모든 세포에서는 수만 가지의 화학반응이 일어나고 있습니다. 그리고 그 반응들은 우리가 잠을 잘 때도, 숨을 쉴 때도, 음식을 먹을 때도 일어나죠. 한순간도 쉬지 않고 일어나는 우리 신체의 화학반응 덕분에 우리는 살아갈 수 있는 것입니다. 화학반응 덕분에 우리는 식욕을 느낍니다. 그래서 음식을 먹고 살아가죠. 슬픈 영화를 보고 눈물을 흘리는 순간에도 우리 뇌에서는 아주 활발한 화학반응이 일어납니다. 기쁘고 즐겁고 행복한 순간에도 새로운 화학반응이 일어납니다. 몸 안의 활발한 화학반응을 통해서 우리의 감정은 때마다 달라집니다. 이런 반응들은 너무나 복잡하게 얽혀 있기 때문에 때로는 잘못 일어나기도 하죠.

그러나 현대의학에서는 세포 내에서 일어나는 일부 잘못된 화학반응까지 고려하지 않습니다. 그 이유는 일부 화학반응에 문제가 생겼다고 해도 질병이 생겨난 상태는 아니기 때문이죠. 그러나 세포의 기능을 다루는 기능의학의 관점에서 이런 화학반응들은 아주 중요한 의미를 가집니다. 세포의 화학반응이 바람직하게 일어난다면 세포 기능은 최대로 향상될 것이고, 세포에서 만들어 낸 에너지로 활력도 생길 것이기 때문이죠. 질병이 생기는 것도 물론 예방할 수 있을 것이고, 세포 내의 독성물질은 해독도 잘될 것입니다. 더 나아가서 노화가 오는 속도를 최대한 늦출 수도 있을 것입니다.

우리는 세포 하나하나의 모든 화학반응이 제대로 이루어질 수 있는 환경을 만들어주어야 합니다. 그런 세포 환경을 만들기 위해 우리는 많은 노력을 해야 합니다. 첫째로, 음식을 잘 먹어야 합니다. 잘 먹는다는 것이 많이 먹는 것을 의미하는 것은 아닙니다. 우리 세포가 필요로 하는 것들을 잘 선택해서 먹어야 하는 것이죠. 히포크라테스는 이런 말을 했습니다.

"I am what I eat(내가 먹는 것이 바로 나다)!"

히포크라테스가 세포에서 일어나는 모든 화학반응을 이해하고 그런 말을 했을 것이라고는 생각하지 않습니다. 그러나 이 말은 너무나도 정확한 표현입니다. 우리가 먹는 것으로 세포들은 반응합니다. 그렇기 때문에 올바른 화학반응을 일으키는 데 적합한 음식들을 먹어야 하는 것이죠. 세포의 독성을 제거하는 반응이 잘 일어나게끔 해주는 음식들을 먹어야 합니다. 세포에서 충분한 에너지를 만들 수 있게끔 해주는 음식들을 먹어야 합니다. 그래서 우리는 수만 가지 화학반응이 동시에 일어나는 거대한 화학공장의 총책임자가 되어야 합니다. 적합한 장소에서 적합한 반응이 일어나도록 인원을 배치하고 원료를 공급해야 하는 것이죠.

●●●● 미리 막을 수 없다면 아무 소용 없다

누구나 건강한 삶을 원합니다. 그리고 병에 걸리는 것

을 두려워하죠. 하지만 모든 질병은 예고 없이 찾아옵니다. 우리는 질병이 내 앞에 다가와 있을 때야 비로소 그러한 상황을 현실로 깨닫습니다. 최근 수십 년 동안 현대의학은 질병의 치료 분야에서 눈부신 발전을 해왔습니다. 인간이 가장 무서워하는 질병들과 끊임없이 싸우고 있는 것이죠.

현재 우리나라에서 가장 많은 사람의 목숨을 앗아가는 3대 질병은 암, 뇌졸중(중풍), 심근경색증입니다. 이 3가지 질병만 잘 예방해도 우리는 건강하게 오래 살 수 있습니다. 그런데 이 3가지 질병 중에서 뇌졸중과 심근경색증은 모두 혈관이 막혀서 생기는 질환입니다. 즉, '동맥경화증'이라고 불리는 질환 때문에 뇌졸중이나 심근경색증이 생긴다는 것이죠. 혈관이 뇌에서 막히면 뇌졸중이고, 심장에서 막히면 심근경색증인 것입니다. 혈관이 막히는 것이 얼마나 무서운 일인지 우리는 잘 알고 있지만 최근에는 그런 두려움이 점차 사라지고 있습니다. 혈관을 뚫어주는 수술법이 개발되었기 때문이죠. 심장의 혈관을 뚫어주는 새로운 기술이 발전하면서 아주 많은 사람이 새 생명을 찾았습니다. 암 치료 분야도 마찬가지입니다. 새로운 수술법과 강력한 항암제는 암세포를 없애는 데 중요한 역할을 하고 있습니다. 일부 암은 완벽하게 사라지는 쾌거를 이루기도 했죠. 그런데 여기에 우리가 생각해볼 만한 문제가 있습니다.

이렇게나 무서운 질병들과의 전쟁에서 승리를 거두는 경우가 늘어나고는 있지만, 이 지긋지긋한 전쟁 또한 점차 늘어나고 있다는 것입니다. 현대사회로 접어들면서 혈관질환을 앓는 사람은 계속해서 늘어나고 있고, 새로운 암으로 진단받는 사람들도 늘어나고 있습니다. 새로운 적들이 출현하고 있는 전쟁터에서 힘겨운 싸움이 계속되고 있는 것입니다.

그래서 의학이 발전하기 위해서는 치료제의 개발도 중요하지만 예방 또한 중요합니다. 현대의학에서도 힘겨운 싸움을 줄이기 위해 예방의 필요성이 강조되면서 병이 발전하기 전에 미리 알아낼 수 있는 조기 진단 기술이 발달하기 시작했습니다. 특별한 증상이 없어도 정기적으로 미리 검진을 받고, 암이나 동맥경화증이 생기고 있는지 여러 가지 복잡한 검사들을 통해서 추측하고 진단하는 것이 아주 중요해졌죠. 암을 초기에 발견하면 전쟁을 승리로 이끌 수 있는 확률이 아주 높아집니다. 그러나 그 전쟁의 결과, 후유증은 크게 남습니다. 예방의학이 발전했지만 여전히 우리는 힘겨운 싸움을 계속하고 있는 것입니다.

질병을 치료하는 현대의학의 관점에서 진정한 예방을 위한 문제는 어려운 숙제입니다. 현대의학은 눈에 보이는 현상에 대해서, 또는 눈에 보이는 검사 결과에 대해서 치료하고 관리하는 학문이기 때문이죠. 그렇기 때문에 눈에 보이지 않는 세포 안의 반응들에 대해서 현대의학은 큰 관심을 갖지 않습니다.

그러나 모든 질병은 보이지 않는 세포 내의 잘못된 화학반응에서 시작됩니다. 세포의 기능을 다루는 기능의학의 관점에서 바라본다면 실마리가 풀릴 수 있죠. 세포가 정상적으로 기능해야 질병이 발생할 확률도 적어집니다. 이렇게 중요한 세포는 아주 여러 가지 기능을 하는데 제일 중요한 세포의 기능은 에너지를 만드는 것입니다. 세포에서 에너지를 만듦으로써 우리는 살아갈 수 있죠. 다음으로 독성물질을 제거하는 해독 기능이 있습니다. 해독 기능이 제대로 작동하지 못하면 독성 때문에 질병이 발생할 수 있죠. 마지막으로 세포들은 서로 간에 끊임없는 정보를 교환하며 중요한 생리 반응을 일으킵니다.

이런 세포의 기능들이 제대로 작동하지 않을 때 우리가 대표적으로 느끼는 증상이 바로 '피로감'입니다. 그 외에도 아주 많은 증상이 동반되죠. 그러나 현대의학의 관점에서는 이것이 눈에 보이지 않기 때문에 질병으로 진단되지 않습니다.

우리가 눈에 보이지 않는 세포들의 기능을 알아볼 수 있다면 얼마나 좋을까요? 기능의학을 공부하는 의사들이 항상 갈망하는 것이죠. 물론, 생화학이 발달함에 따라 세포 내에서 일어나는 화학반응을 알아볼 수 있는 검사법들이 나오고는 있습니다. 그러나 아쉽게도 대부분의 의사들이 이런 검사법을 잘 모르고 있습니다. 질병에 대한 검사가 아니기 때문에 관심을 갖지 않는 것이죠. 그래서 기능의학을 공부한 일부 의사들만이 유용한 검사법을 이용해 세포의 기능을 알아냅니다.

● ● ● ● 병은 없지만 피곤해 죽을 것 같은 사람들

수년 전 30대 초반의 젊은 남성이 진료실을 찾아온 적이 있습니다. 그는 무려 1년 전부터 너무 피로하다고 했습니다. 직장생활은 하고 있었지만 만성피로로 인해서 생활에 의욕도, 활력도 없다고 했죠. 휴가를 받아서 푹 쉬어도 피로가 풀리지 않는다고 했습니다. 그는 종합검진을 받았지만 특별한 이상을 발견하지 못했다고 말했습니다. 저는 그의 세포 속에서 일어나는 일들이 너무 궁금했습니다. 그래서 그에게 세포 기능을 알아보기 위한 검사를 해볼 것을 권했죠. 그러나 그 검사법에 대해서 한 번도 들어보지 못한 그 남성을 설득하는 데는 역시나 아주 오랜 시간이 걸렸습니다.

"저는 불과 1달 전에 모든 종합검사를 다 받았습니다."

"결과는 어떻게 나왔나요?"

"아무런 이상이 없는 것으로 나왔습니다. 그런데 전 왜 이렇게 힘든 건가요?"

"환자분이 하신 검사는 질병이 있는지를 알아보는 검사입니다."

"그렇죠, 그 검사에서 저는 아무 병도 없는 것으로 나왔어요."

"네. 물론 그렇죠. 그렇지만 지금 환자 분이 건강한 상태는 아닌 것 같습니다."

"검사에서 아무런 이상이 없는데 왜 건강한 상태가 아니죠?"

"질병이 없다고 다 건강한 것은 아닙니다. 질병은 없지만 건강하지 않은 상태인 사람이 훨씬 더 많습니다."

"그런데 종합병원에서는 왜 저에게 아무런 이상이 없다고 말한 거죠?"

"현대의학적 관점에서 보면 질병이 없기 때문에 아무런 이상이 없는 거죠. 그렇지만 지금 여러 가지 증상으로 봐서는 몸 안의 세포들이 제 기능을 못하고 있는 것 같네요."

"무슨 말씀이신지 잘 모르겠어요. 세포들이 제 기능을 못하고 있는데 이상이 없다고요?"

"그게 바로 현대의학의 한계점입니다. 많은 검사를 해서 질병을 찾아낼 수는 있지만, 세포 안에서 눈에 보이지 않는 화학반응들이 제대로 이루어지고 있는지에 대해서는 알 수 없는 거죠.”

“그럼 어떻게 해야 합니까?”

“저는 환자분의 세포 속에서 일어나는 모든 반응들을 알고 싶습니다.”

“그걸 알아보기 위해서는 어떤 검사를 받아야 하나요?”

“여러 가지 방법이 있는데, 먼저 소변을 받아서 검사를 해보겠습니다.”

“전 소변검사를 여러 번 했었는데 정상이었다니까요!”

“제가 할 검사는 단순한 소변검사가 아닙니다. 이 소변검사로는 당신의 몸에 어떤 질병이 있는지 알아내지 못합니다. 그러나 세포가 어떻게 기능하고 있는지는 알아낼 수 있죠.”

“······.”

“우리 몸에서는 지금 이순간에도 수많은 화학반응이 일어나고 있습니다. 그 화학반응들이 어느 부분에서 잘 이루어지고 있지 않은지 간접적으로 알아내는 검사입니다.”

“그럼 제가 한 검사하고는 다른 거군요.”

“그렇죠. 환자분이 하신 소변검사는 소변에서 단백질이 나오는지, 요당이 나오는지, 또는 적혈구가 나오는지, 세균이 나오는지를 검사하는 겁니다. 그래서 당뇨나 신장 질환, 요도 염증 등이 있는지를 찾아내는 검사죠. 하지만 이 소변검사는 전혀 다릅니다.”

"어떻게 다른가요?"

"세포 내에서 일어나는 화학반응 중에 생기는 화학물질이 소변에서 검출되는지를 검사합니다. 수십 가지의 화학물질을 측정하죠."

"그래서요?"

"이렇게 소변에서 검출된 물질들의 농도를 파악해서 세포 내에서 어떤 작용이 잘 이루어지지 않는지를 알아낼 수 있습니다."

"구체적으로 어떤 걸 알아낼 수 있나요?"

"세포에서 에너지를 잘 만들어내고 있는지, 에너지를 만드는 데 필요한 영양소가 부족하지는 않은지, 독성물질들을 세포 내에서 잘 해독하고 있는지, 항산화 작용이 잘 일어나고 있는지 등을 알아낼 수 있습니다."

"그렇군요. 그런데 왜 종합병원에선 이런 검사를 하지 않죠?"

"이 검사는 세포의 기능을 알아보는 검사입니다. 이름은 '소변 유기산 검사'인데, 대부분의 의사들은 질병 치료를 위주로 하기 때문에 질병 상태가 아닌 세포의 기능 문제에 대해서는 관심이 적습니다. 세포의 기능을 다루는 학문인 '기능의학'을 아직 의과대학이나 전공의 과정에서 공부하는 경우가 거의 없어서 종합병원에서 이런 검사를 하지 않는 일이 더 많은 것이죠."

세포의 기능을 알아내는 검사들은 이렇게 질병 유무로는 설명할 수 없는 증상을 가진 환자들에게 유용하게 사용될 수 있습니다. 이 검사를 통해서 에너지 발생과 해독에 대한 해결책을 찾아내고 적절한 영양치료를 통해서 세포의 기능을 정상화할 수 있습니다.

●●●● **우리는 언제나 영양이 결핍되어 있다**

몇 년 전, KBS 아침방송 프로그램의 한 작가에게서 전화가 걸려왔습니다. 혼자 살면서 혼자 식사하는 현대인들이 늘어나고 있는데, 그런 사람들의 영양 상태를 파악하는 방송을 하겠다는 것이었죠. 그러면서 혼자 사는 세 사람의 영양 상태를 파악해달라고 요청했습니다. 그 결과, 3명 모두 제작자의 의도대로, 그리고 제가 추측한 대로 영양소 부족 상태에 있었습니다. 그런데 세 사람과 자세한 이야기를 나누면서 알게 된 아주 재미있는 사실이 있습니다. 세 사람 모두 매 끼니를 열심히 잘 챙겨 먹고 있었다는 사실이죠. 진료실을 찾는 많은 환자와 영양소에 대한 이야기를 하다보면 식사만 잘해도 충분하다고 생각하는 사람들이 대부분인 것을 알 수 있습니다. 그래서 현대인들의 영양 상태를 설명하기까지 아주 오랜 시간이 걸리죠.

"하루 3끼 잘 먹으면 영양은 충분한 것 아닌가요?"

"식사는 당연히 잘 챙겨 드셔야 합니다. 그런데 제가 말씀드리는 영양소는 칼로리와 다릅니다."

뒤에서 더 자세히 살펴보겠지만 우리는 칼로리와 영양소를 구분해서 이해해야 합니다.

"저는 남들보다 과일, 야채도 많이 먹어요!"

"바로 그거예요! 문제는 우리가 먹는 과일과 야채에 있습니다."

"그게 무슨 뜻이죠?"

"미국 농무성에서 1970년대 후반에 미국인들의 영양 상태를 조사한 적이 있습니다. 2만 명 정도를 조사했는데 놀랍게도 우리 몸에 반드시 필요한 미세 영양소 10가지를 적절하게 먹고 있는 사람은 거의 없었다고 보고되었습니다."

"아니, 미국 사람들은 잘 먹는데 왜 그럴까요?"

"바로 우리가 먹는 음식들이 칼로리는 높지만 영양소는 부족하기 때문이죠."

"왜 영양소가 부족한 거죠?"

"더 충격적인 이야기가 있습니다. 1990년대 일본의 과학기술청에서 과일과 야채에 들어 있는 영양소들을 분석한 적이 있습니다."

"결과가 어떻게 나왔나요?"

"우선 1950년에 과일과 야채에 들어 있는 미세 영양소들을 분석해놓은 자료와 1993년에 분석한 것을 비교해보았는데요. 시금치를 예로 들면, 1950년대 시금치 1단에 들어 있는 비타민C와 철분을 1993년에 동일하게 섭취하려면 무려 19단을 먹어야 한다는 결론이 나왔습니다."

"왜 그렇게 영양소의 양이 형편없이 떨어졌을까요?"

"유기농이 사라지고, 대량 재배를 시작하면서 정해진 토양에서 많은 양의 야채를 수확하게 되었기 때문입니다. 수년 전에 나온 책의 내용을 보면, 1950년대 복숭아 2개에 들어 있던 베타카로틴beta carotine을 현재 동일한 양 섭취하려면 복숭아 52개를 먹어야 한다고 하더군요."

"영양소의 양이 정말 엄청나게 줄어들었군요. 그런데 베타카로틴이 뭔가요? 어디서 들어본 것 같은데."

"베타카로틴은 야채나 과일에 들어 있는 성분인데 이것은 몸속으로 들어와서 비타민A로 변합니다. 그러니까 비타민A 성분인 거죠."

"아. 그렇군요. 그럼 야채나 과일을 얼마나 먹어야 충분한 영양소를 섭취할 수 있나요?"

"미국의 영양전문가들이 권고하는 양은 하루에 6접시 이상을 먹는 것입니다."

"어휴, 너무 많네요."

"미국 의사협회에서 발간하는 학술잡지가 있는데 2002년도에 어떤 내용의 논문이 실렸는지 아시나요?"

"어떤 내용인데요?"

"현대사회를 살아가는 사람들은 음식을 먹는 것만으로는 적절한 비타민을 섭취할 수 없기 때문에 영양 보조제를 먹어야 한다는 내용입니다."

강남의 어느 고급 아파트 근처 슈퍼마켓에서는 유기농 야채와 과일이 날개 돋친 듯 팔려나간다고 합니다. 화학비료를 사용하지 않고 유기농으로 재배한 야채와 과일에 영양소가 더 많이 들어 있는 것은 틀림없는 사실입니다. 그리고 유해물질도 훨씬 적을 것입니다. 그러나 유기농 제품을 먹는다고 해서 모든 문제가 다 해결되는 것은 아니죠.

식물의 영양소는 토양에서부터 나옵니다. 토양 속의 미네랄과 영양소는 뿌리를 타고 줄기로 올라오죠. 그러면 햇빛과 작용하여 영양소의 성숙이 일어납니다. 그러면서 식물들은 아름다운 꽃을 피우고, 싱싱한 열매를 만들어냅니다.

토마토를 예로 들어보겠습니다. 토마토가 빨간색을 띠는 것은 '라이코펜lycopene'이라는 성분 때문이죠. 라이코펜은 최근 아주 중요한 영양소로 대두되고 있습니다. 라이코펜에 대한 연구가 활발히 진행되면서 몸 안의 독성물질인 활성산소를 억제하는 데 탁월한 효과가 있다는 사실이 밝혀졌기 때문입니다. 라이코펜은 중요한 식물성 항암 성분으로도 알려져 있으며, 특히 전립선암 예방에 효과가 있다는 연구 결과가 발표되었습니다.

그런데 토마토를 수확할 때 농부들은 토마토가 완전히 빨갛게 익을 때까지 기다리지 못합니다. 토마토를 수확한 후 유통 과정을 거쳐서 소비자의 손에 전달되기까지 시간이 오래 걸리기 때문이죠. 그래서 농부들은 토마토가 완전히 익기 전에 토마토를 따야 합니다. 이런 상황은 토마토에만 국한된 문제가 아닙니다. 아마도 대부분의 야채나 과일들이 완전히 숙성되기 전에 수확될 것입니다. 그리고 화학비료의 사용으로 인한 토양의 변화도 심각한 문제를 일으킵니다. 토양의 영양소가 고갈되면 아무리 잘 숙성된 열매라도 영양소의 고갈이 있을 수밖에 없습니다.

토양의 영향력에 대한 좋은 예가 하나 있어 이야기해보려 합니다. 약 130년 전, 중국의 한 지역에서 보기 드문 심장병이 보고되었습니다. 그 지역에서 심장병 환자는 점점 증가하고 있었지만, 그 원인을 찾지는 못했죠. 그 후 40년이 지난 1930년대에 들어와서야 그 심장병의 원인을 알 수 있었습니다. 원인은 바로 지역의 토양에 있었습니다. 심장병이 늘어난 지역의 토양에는 필수 미네랄인 셀레늄selenium이 없었던 것입니다. 그래서 그 지역에서 자라는 모든 식물에는 셀레늄이 들어 있지 않았던 것이죠. 결국 그 지역 사람들은 셀레늄 부족이 원인이 되어 특이한 심장병을 앓게 된 것입니다. 더욱 재미있는 사실은 원인이 밝혀진 후에 이들에게 셀레늄을 보충하였더니 병이 치료되었다는 것입니다. 이처럼 토양 문제로 우리에게는 영양소의 결핍이 생길 수 있습니다. 그러나 미국은 물론이고 일본, 한국의 토양 문제는 점점 심각해지고 있습니다. 그럴수록 적절한 영양 보충제의 사용은 필수가 될 것입니다.

●●●● "고기는 절대 안 되나요?"

"저는 고기를 좋아하는데, 이제 고기도 먹으면 안 되나요?"

이런 질문을 하는 환자들은 아주 많습니다. 특히 혈액 검사에서 콜레스테롤 수치가 높게 나온 고지혈증 환자들 중에는 고기를 '절대' 먹으면 안 된다고 생각하는 사람들이 많습니다. 우리나라에도 채식 열풍이 불면서 모든 매체에서 고기를 먹지 않는 것이 건강을 지키는 데 필수적인 요소인 것처럼 떠들어 대던 때가 있었습니다. 그러나 모든 영양소는 적절한 균형을 이루는 것이 중요합니다.

미세 영양소의 중요성이 강조되면서 칼로리를 만들어내는 거대 영양소는 별로 중요하지 않다고 생각하는 사람이 있을 수도 있습니다. 그러나 거대 영양소인 탄수화물, 단백질, 지방의 적절한 균형도 미세 영양소만큼이나 매우 중요합니다. 특히 단백질은 몸에서 분해되어 아미노산으로 변합니다. 이 아미노산들은 우리 몸의 머리부터 발끝까지 종횡무진 돌아다니며 각 부위에서 아주 중요한 역할들을 해내죠.

세포가 에너지를 만드는 과정에서는 '미토콘드리아'라는 곳이 아주 중요합니다. 미토콘드리아는 모든 세포 내에 있는 기관인데 이곳이 에너지를 만들어내는 가장 중요한 장소입니다. 그래서 늘 피로감에 시달리는 사람들 중에는 이 미토콘드리아가 손상을 입어서 기능에 이상이 생긴 경우가 아주 많습니다. 이렇게 중요한 미토콘드리아를 손상시키는 물질들은 우리가 먹는 음식을 통해 들어옵니다. 그리고 그 손상을 막아주는 물질도 역시 음식을 통해 들어옵니다.

일부 아미노산은 미토콘드리아의 손상을 막아주고 회복시켜 주는 효소의 중요한 재료로 사용됩니다. 우리가 감정을 느끼는 데 필요한 신경전달물질이나 호르몬에도 아미노산은 아주 중요한 재료가 됩니다. 또 세포 내의 유전자가 복제되고 필요한 물질들을 만들어내는 데에도 아미노산은 필수입니다. 이렇게 중요한 아미노산은 단백질을 많이 먹어야 보충되는데, 식물성 단백질로만 필요한 양이 채워질 수 있을까요?

"고기를 먹지 말아야 하나요?"

"고기는 단백질의 아주 중요한 공급원이기 때문에 함께 드시는 것이 좋습니다."

"콜레스테롤 수치가 높은데 고기를 먹으면 수치가 더 올라가지 않을까요?"

"고기에는 단백질과 지방이 함께 있어서 고기를 먹으면 지방도 같이 먹게 된다는 것이 문제죠. 그렇지만 고기의 부위를 잘 선택하고, 적절한 조리방법을 선택하시면 문제없습니다."

"어떻게 하면 되나요?"

"모든 고기는 구워서 먹는 것보다 삶아서 먹는 것이 더 좋습니다. 그리고 가능하면 지방이 적은 부분이 더 좋습니다."

"그럼 삼겹살 같은 건 안 되나요?"

"물론 가끔 드시는 것은 괜찮습니다만, 너무 자주 드시는 건 좋지 않습니다. 삼겹살은 지방이 많고, 또 구워 먹게 되면 여러 가지 독성물질이 생길 수 있죠. 이런 물질들이 세포에 손상을 줍니다. 그런 손상이 오래 지속되면 미토콘드리아의 기능이 떨어져서 만성피로가 생길 수 있습니다."

"그럼 치킨은 어떤가요?"

"마찬가지입니다. 기름에 튀긴 음식은 가능하면 적게 드시는 것이 좋습니다."

"삶은 고기는 별로 맛이 없는데요."

"삶은 고기에는 지방이 별로 없어서 살이 퍽퍽하고 맛이 좀 없을 수 있지만 그래도 고기를 드실 수 있다는 것만으로도 얼마나 좋나요?"

우리가 먹는 모든 것이 우리 세포 안의 현상들을 지배합니다. 세포 안의 현상들이 좋은 방향으로 나아갈 때 우리는 활력을 되찾고 질병을 예방할 수 있으며, 노화가 오는 속도를 늦출 수 있죠.

너무 아픈데 검사 결과
모든 게 정상이라면?

●●●● **새로운 진실을 알게 된 밤**

30대 후반의 여자 환자 이야기를 한 번 해보려 합니다. 그녀의 직업은 교사였고 주요한 증상은 전신 무력감이었습니다. 그녀는 완전히 힘이 없다고 했죠. 그리고 항상 피곤하다고 했습니다. 학교에서 일이 끝날 때쯤 되면 근육과 관절, 목이 아팠고 항상 약간의 미열이 있는 것 같다고 했습니다. 그리고 자주 우울한 기분이 든다고도 했죠. 가끔 친구와 만나서 쇼핑이나 외식을 하고 나면 그러한 증상들이 더욱 악화되어 며칠이 지나야만 조금씩 회복된다고 했습니다. 자동차 매연 냄새를 맡거나 밀가루 음식을 먹으면 피로는 더욱 심해졌고, 우유나 오렌지 주스를 마시면 두통이 생기는 것 같다고도 했습니다. 한마디로 그녀는 활력이라고는 찾아볼 수 없는 삶을 살아가고 있었죠.

담당의는 그녀의 병력을 조사해보았습니다. 그녀는 9년 전 둘째 아이를 출산했는데 아이가 굉장히 까다로워서 18개월이 될 때까지 밤에 거의 잠을 못 자고 생활해야 했다고 합니다. 그 후 1년이 지났을 때 차에 타고 있는 상태에서 충돌사고가 일어났고, 크게 다치지는 않았지만 뒷목이 뻣뻣한 증세가 있는 채로 수 개월간 물리치료를 받았다고 합니다. 그리고 5년 전, 둘째 아이가 자라서 어느 정도 안정이 될 시기에는 남편의 외도를 알게 되어 큰 충격을 받게 되었죠. 그 후 그녀는 남편과의 이혼 소송을 현재까지 진행 중이었습니다. 엎친 데 덮친 격으로 4년 전에는 허리 디스크를 진단받고 현재 물리치료까지 받고 있었죠. 마지막으로 18개월 전에는 아주 심한 감기에 걸렸었는데, 그 후로 증상은 더욱 악화되었다고 합니다. 앓고 있던 우울증이 점점 심해져 6개월 전부터는 항우울제를 복용하면서 증세가 약간 호전되었다고도 했죠.

이런 증상들의 원인을 알아보기 위해 그녀는 몇 가지 혈액 검사를 진행했는데, 우선 빈혈 검사와 간 기능 검사에서는 모두 정상소견이 나왔습니다. 갑상선 기능 검사에서도 역시 특별한 이상이 없었죠. 스트레스 호르몬인 코르티솔cortisol 수치를 오전 8시에 측정하였으나 역시 정상범위 안에서 약간 낮은 곳에 있었을 뿐입니다. 조금 더 자세한 검사를 위해, 스트레스 호르몬의 분비를 촉진하는 호르몬을 투여한 후에 그 반응을 알아보는 특수 검사를 진행하였으나 역시 정상소견으로 판명되었습니다.

이 정도 되면 의사들의 반응은 대충 2가지 정도로 나누어집니다. 첫째는 환자를 신경성 환자로 생각하게 되는 것입니다. 그래서 정신과에 의뢰를 하거나 신경안정제를 투여하게 되죠. 또 다른 의사들은 이렇게 이야기합니다.

"증상들의 원인을 찾을 수는 없지만, 편하게 해드릴 수는 있습니다. 잠을 잘 못 주무시면 수면제를 좀 드리고, 두통이 심하시면 두통약을 처방해드리죠. 몸이 자꾸 부으시면 이뇨제를 처방해드리겠습니다."

이 환자는 미국의 의사 랄프 고란Ralph Golan M.D.이 집필한《가장 적절한 건강Optimal Wellness》이라는 책에 소개된 환자입니다. 저는 책을 통해 이런 환자를 처음 접하게 되었고, 이 환자로부터 많은 것을 배울 수 있었습니다. 책에서는 환자의 타액을 통한 호르몬 검사를 진행했습니다. 이 과정을 통해 저는 '호르몬'이 무엇을 의미하는 것인지 알게 되었고, 혈액 검사와 '타액 검사'의 차이점도 알게 되었습니다. 늘 피로한 몸 때문에 활력 없는 삶을 살아가는 환자 중 어떤 환자는 미세 영양소와 항산화제를 투여해서 좋은 효과를 보지만, 전혀 효과가 없는 사람들도 있는 이유를 알게 되었죠. 새로운 사실들을 발견하는 기쁨으로 두근거리며 그 책을 읽어 내려가던 많은 밤이 떠오릅니다. 이제부터 제가 새롭게 알게 된 사실을 함께 살펴보도록 하겠습니다.

● ● ● ● '피'가 아니라 '침'

《가장 적절한 건강》이라는 책을 처음 만나게 된 것이 벌써 15년 전입니다. 미국에서 주문한 책이 클리닉에 도착했을 때 저는 바로 호르몬의 불균형에 대한 부분을 찾아보았습니다. 그리고 앞에서 소개한 환자의 사례를 접하게 된 것이죠. 이 책을 만나기 전에도 여러 문헌에서 스트레스 호르몬의 불균형에 대한 이야기는 많이 접해왔습니다. 그리고 호르몬의 미세한 불균형을 알아보기 위해서는 혈액 검사보다 타액 검사가 더욱 정확하다는 사실을 알고 있었습니다. 그러나 그 당시 우리나라에서는 타액 검사를 할 수 있는 연구소가 없었으며, 타액을 이용한 호르몬 검사의 의미 자체를 제대로 이해하는 의사도 거의 없었습니다. 그러던 중에 이 책을 통해 타액을 이용한 호르몬 검사에 대해서 조금 더 자세하게 알 수 있었던 것입니다.

항상 무기력한 삶에 시달리던 이 여교사의 사례를 소개하면서, 환자의 타액을 통해 스트레스 호르몬을 측정한 그래프가 이 책에 실려 있었던 것이죠. 실제로 환자들의 검사 결과를 보면, 스트레스 호르몬이 많이 증가했을 거라 생각되던 사람의 타액 검사 결과, 반대로 아주 감소한 상태의 스트레스 호르몬이 나오기도 했고 반대인 경우도 있었습니다. 그리고 미세 영양소를 이용한 치료에서 왜 어떤 사람은 효과가 좋고, 또 어떤 사람은 효과가 없는지 그 이유도 알게 되었는데, 그 열쇠도 바로 '호르몬'에 있었습니다. 에너지를 만들어내는 모든 영양소와 항산화제를 투여해도 호전되지 않는 피로감이 있다면 반드시 호르몬의 불균형을 의심해 보아야 합니다. 그리고 그 미세한 불균형을 알아내는 검사법으로는 혈액 검사보다 침을 이용한 타액 검사가 더욱 정확합니다.

저는 이 검사법을 알고 난 후 희미한 안개가 조금씩 걷히는 듯했습니다. 그리고 어느 정도 설명되지 않는 증상들에 대한 원인도 알게 되는 것 같았습니다. 그런데 문제는 치료였습니다. 진단이 되었는데 치료가 안 된다면 환자에게 아무런 도움도 되지 않기 때문이죠. 물론, 치료법은 여러 책에 잘 설명되어 있습니다. 그리고 이론적으로 어떤 치료를 해야 할지도 잘 알고 있습니다. 그러나 의사들은 교과서에 나온 치료법과 실제 환자를 치료하는 것이 얼마나 다를 수 있는지에 대해서도 잘 알고 있습니다. 더구나 이런 치료는 약물을 이용한 것이 아니죠. 영양소를 이용한 것이죠. 영양치료는 지속적으로 이루어져야 합니다. 증상이 많이 호전된 이후에도 기본적인 영양소는 계속해서 복용하는 것이 좋습니다. 영양 보조제를 음식의 일부로 생각해야 합니다. 이렇게 중요한 영양제에 대한 이야기는 뒤에서 더 자세히 다루도록 하겠습니다.

● ● ● ● 스프링 없는 자동차를 타고 달리는 일

복잡한 현대사회를 살아가면서 스트레스받지 않는 사람은 아무도 없을 것입니다. 우리는 항상 복잡한 생각들로 스트레스를 받곤 하죠. 이것은 사람의 성격과도 관계가 있습니다. 사회적으로 인정받고 모든 일을 잘 처리해내는 완벽주의 성향을 가진 사람들이 정신적인 스트레스를 더욱 많이 받습니다. 다른 사람들의 눈에는 모든 것이 완벽해 보여서 부러움의 대상이 되기도 하지만, 정작 그들은 많은 스트레스를 받고 있는 것입니다. 이처럼 현대사회의 고질적인 문제인 정신적 스트레스만큼 중요한 것이 바로 육체적인 스트레스입니다. 우리는 스트레스를 정신적인 것으로만 생각하지만, 육체적 스트레스도 아주 중요합니다. 주위에서 이런 말을 하는 사람들을 쉽게 발견할 수 있을 것입니다.

"저는 큰 수술을 받고부터 몸이 안 좋아졌어요."
"사업에 실패하고 아주 큰 정신적 충격을 받고 나서부터 건강이 나빠졌어요."
"다이어트를 해서 살을 많이 빼고 난 후에 몸이 안 좋아졌어요."

이런 사람들은 너무 힘들어하지만, 막상 병원에서 그 원인을 찾기는 힘들 것입니다. 이런 사람들은 무기력함과 만성피로뿐 아니라, 두통, 수면장애, 손발 저림, 불안증세, 우울증, 알레르기, 식은땀, 잦은 감기 등 수십 가지의 증상을 의사에게 호소하지만 돌아오는 것은 공허한 메아리일 뿐이죠. 위와 같은 증상들은 현대의학으로 설명할 수 없기 때문입니다. 그러나 기능의학적 접근을 통해서는 그 원인을 분석하고 치료할 수 있죠.

우리 몸에는 스트레스를 이겨내는 능력이 있습니다. 이것은 호르몬 때문에 가능하죠. 우리 몸의 허리 부분 양쪽에는 신장이 있는데, 그 신장의 바로 위에 어른의 엄지손가락만 한 '부신'이라는 곳이 있습니다. 이 부신 덕분에 우리는 스트레스를 이기고 살아갈 수 있습니다. 하지만 부신의 기능에 문제가 생기면 스트레스를 이기지 못하고 수많은 증상이 생깁니다. 부신은 아주 중요한 여러 가지 호르몬을 분비하는 장소인 것이죠. 특히 가장 중요한 호르몬은 부신피질에서 분비하는 '코르티솔'이라는 호르몬인데, 이것이 그 이름도 유명한 '부신피질호르몬(스테로이드 호르몬)'입니다.

이 코르티솔은 몸이 받는 스트레스를 극복하는 데 없어서는 안 되는 중요한 물질입니다. 코르티솔은 스트레스에 대한 완충 작용을 합니다. 자동차에 비유하면 외부의 흔들림을 줄여주는 완충 스프링의 역할을 하는 것이죠. 완충 스프링은 자동차의 외부로부터 가해지는 충격을 흡수하여 흔들림 없이 운행할 수 있도록 해줍니다.

코르티솔이란 호르몬도 같은 역할을 하는데, 사람이 정신적, 육체적 스트레스를 받으면 코르티솔이 분비되어 몸 안의 세포들을 보호하는 것이죠. 코르티솔이 우리 몸에서 하는 역할은 아주 많습니다. 대표적으로 혈당이 떨어지는 것을 막아주죠. 그리고 몸 안의 여러 가지 염증반응을 조절해줍니다. 또한 세포 탈수에 의한 손상도 막아주고, 세포의 전해질 양도 조절해줍니다. 이렇게 중요한 코르티솔은 부족할 경우에 큰 문제가 생길 수 있습니다.

코르티솔은 정상적으로는 기상 시에 가장 많이 분비되며 오후에 차차 줄어들어서 밤에 가장 적게 분비됩니다. 이러한 정상적인 분비 리듬을 가지고 있어야 하는 것이죠. 그래서 사람들은 스트레스를 받아도 정상적으로 분비되는 코르티솔에 의해 잘 견뎌낼 수 있습니다.

그런데 문제는 극심한 스트레스입니다. 우리는 극심한 스트레스를 받으면 그 상황에서 세포를 보호하기 위해 코르티솔을 더 많이 분비하죠. 이렇게 분비된 코르티솔은 몸 안의 세포를 보호하는 역할을 충분히 수행하고 몸의 기능을 다시 정상화합니다. 그런데 이런 상황이 자주 발생하거나, 오랫동안 지속되면 코르티솔은 정상보다 높은 상태를 계속 유지하게 됩니다. 이런 상태는 우리 몸의 면역세포 기능을 떨어뜨립니다. 왠지 불안하고, 밤에 잠이 잘 오지도 않죠. 또 성 기관에 영향을 주어서 여성의 경우에는 생리가 끊어지는 현상이 생기기도 합니다. 또 염증을 일으키는 물질들의 분비가 많아져서 염증이 잘 생기고 여드름도 잘 납니다.

지속적으로 육체적 스트레스를 받는 운동선수들을 대상으로 한 연구를 하나 소개해드리려고 합니다. 운동선수들은 육체적 스트레스를 지속적으로 받으면서 코르티솔 호르몬이 많이 분비되는 상태가 지속될 수밖에 없죠. 그래서 앞에서 이야기한 여러 가지 증상들이 나타나게 됩니다.

그런데 더 큰 문제는 따로 있습니다. 이런 상황이 1년에서 수년까지 지속되면서 부신의 고갈 상태에 빠지는 것입니다. 부신은 스트레스의 자극에 의해서 뇌하수체로부터 코르티솔을 분비하라는 명령을 받습니다. 그런데 이런 명령을 너무 지속적으로, 또 과도하게 받다 보면 부신에서 코르티솔을 만들어내는 능력이 점차 감소하게 되는 것이죠. 너무 심하게 일을 한 부신이 지쳐버리는 것입니다. 결국 완전히 방전된 부신은 자극이 들어와도 더 이상 코르티솔 호르몬을 만들어내지 못하게 됩니다. 이것을 '부신피로증'이라고 합니다.

물론 최근에는 기능의학에서 부신피로증이라는 말을 지양하자는 의견도 나오기 시작했습니다. 그 이유는 부신의 코르티솔이 줄어드는 이유가 단지 부신 자체의 기능저하보다는 스트레스 반응의 일종으로 신경내분비계의 문제(스테로이드 호르몬을 받아들이는 수용체의 민감도 저하 등)들로 인한 2차적인 문제로 보는 연구 결과가 있기 때문입니다. 그러나 저는 독자들의 이해를 편하게 하기 위해서 그냥 '부신피로증'이라는 말을 사용하겠습니다.

아무튼 이러한 부신피로증의 상태에 빠지면 더 많은, 더 힘든 증상들이 나타납니다. 마치 완충 스프링이 없는 자동차를 타고 가는 것과 같아지죠. 생활 속의 모든 스트레스를 완충 작용 없이 그대로 받아들이게 되면 아주 견디기 힘든 여러 가지 증상들이 나타납니다.

●●●● 스트레스를 막아내는 진짜 호르몬

이렇듯 스트레스를 오랫동안 받은 환자를 치료할 때, 부신 기능이 현재 항진된 상태인지, 고갈된 상태인지를 잘 파악하여 적합한 치료를 하는 것은 가장 중요한 일입니다. 현대의학에서는 부신 기능을 파악하기 위해 '혈액'에서 코르티솔 수치를 측정합니다. 또 더 자세한 검사를 하기 위해서 뇌하수체에서 부신을 자극하기 위해 분비하는 호르몬을 직접 투여한 후에 코르티솔 수치를 측정하기도 하죠. 그런데 부신 기능의 문제가 의심되는 환자인데도 혈액에서 코르티솔 수치는 정상으로 나오는 경우가 대부분입니다. 더 자세한 검사를 위한 부신 자극 검사의 결과도 마찬가지입니다. 이유는 호르몬의 특성 때문입니다.

호르몬은 각 장기에 필요한 신호를 보내고 적절한 작용을 하게 만드는 아주 중요한 물질이죠. 이런 호르몬들은 혈액을 통해서 각 장기의 조직과 세포로 운반되고, 세포에 있는 호르몬 수용체와 만나서 그 호르몬 특유의 작용을 하게 됩니다. 그런데 혈액에서 운반되는 호르몬 중 실제로 작용을 할 수 있는 호르몬은 아주 일부입니다.

혈액 내의 호르몬은 혼자서 혈액을 떠다니는 것이 아니라, 대부분 단백질과 결합한 상태로 돌아다니는데 단백질과 호르몬이 결합된 상태에서는 호르몬의 역할을 할 수 없습니다. 1~5%의 호르몬만이 단백질과 결합하지 않고 떠다니게 되는데, 바로 이 호르몬만이 기능을 할 수 있는 것이죠. 그런데 혈액으로 측정하는 호르몬은 단백질과 결합된 호르몬과 결합되지 않은 호르몬 모두입니다. 2가지를 한꺼번에 측정하기 때문에 실제 작용하는 호르몬의 정도를 알아낼 수 없는 것이죠.

물론 혈액 검사로도 실제로 작용할 수 있는 호르몬만을 따로 검사하는 방법이 있긴 하지만 검사상의 오차율이 10% 정도 되어서 5% 미만으로 존재하는 그 호르몬만을 정확히 알아내는 데는 어려움이 있습니다. 이런 여러 가지 상황적 이유로 인해서 혈액 검사로 정확한 호르몬의 기능을 알기가 힘든 것이죠. 그러나 타액 검사는 조금 다릅니다. 타액에서 검출되는 호르몬은 실제로 작용하는 호르몬입니다. 혈액에 있는 호르몬이 타액으로 넘어올 때 단백질과 분리되기 때문에 기능을 하지 못하는 호르몬은 넘어올 수 없는 것이죠. 그래서 타액으로 호르몬 검사를 하면 실제로 기능하는 호르몬의 수치를 정확히 알아낼 수 있습니다.

사실 호르몬이 작용하는 곳은 혈액이 아닌 세포입니다. 혈액 내의 상태가 조직과 세포 내의 상태를 나타내는 것도 아니죠. 때문에 실제 호르몬의 작용을 정확하게 알기 위해서는 세포 내에서 분석하는 것이 가장 정확합니다. 그러나 아직까지 세포 내의 호르몬을 분석할 수 있는 방법은 없습니다. 그래서 현대의학에서는 혈액 내의 호르몬을 측정하는 간접적인 방법을 사용하는 것이죠.

물론, 타액도 세포 내의 작용을 정확하게 반영하지는 못합니다. 그러나 혈액보다는 훨씬 조직의 세포에 가까운 성질을 나타낼 수 있죠. 조금 쉽게 이해하기 위해서 곡식을 가꾸는 논을 예로 들어보겠습니다. 논의 곡식들이 잘 자라기 위해서는 물이 필요합니다. 그리고 논에 물을 대기 위해서 물이 지나가는 수로가 필요하죠. 이 논의 곡식이 제대로 잘 자라고 있는지 알아보려면 직접 벼의 상태를 확인하면 됩니다. 그러나 만일 벼의 상태를 직접 확인할 수 없다면 논으로 들어가는 수로의 물을 검사해서 간접적으로 판단할 수 있습니다. 그렇지만 수로의 물 상태가 곡식의 상태를 제대로 반영하지 못할 가능성이 더 큽니다. 조금 더 자세히 알아보려면 논에서 곡식과 접촉해 있는 물을 검사하는 것이 훨씬 더 정확한 방법일 것입니다. 곡식을 '세포'라고 생각하고 수로의 물을 '혈액'이라고 생각한다면, 또 논에 있는 물을 '타액'이라고 생각한다면 조금 더 쉽게 이해할 수 있을 것입니다.

그래서 타액 검사는 더욱 정확한 호르몬의 기능 정도를 알 수 있는 방법입니다. 타액으로 호르몬을 검사하기 위해서는 몇 가지 주의할 점이 있습니다. 스트레스 호르몬은 아침부터 저녁까지 시간에 따라 수치가 달라지므로 하루에 4번 타액을 각각 다른 용기에 받아야 합니다. 시간은 기상 시와 오전 11시쯤, 오후 4시쯤, 취침 전이 좋습니다. 타액을 받는 용기는 특수 처리된 검사 용기입니다.

타액을 받을 때에는 가래가 섞이지 말아야 하며, 구강 내 상처가 있으면 안 됩니다. 타액에 혈액이 섞일 경우에 검사에 오차가 발생하기 때문입니다. 그래서 타액을 받기 전에는 양치질을 하지 않는 것이 좋으며 양치질을 했을 경우에는 30분이 경과한 후에 검사를 받는 것이 좋습니다. 혹시 음식을 먹었거나 차를 마셨을 경우에도 30분이 경과한 후에 받는 것이 좋죠.

스테로이드를 끊을 수 없는 사람

한번은 중소기업을 운영하는 60대 남자가 극심한 피로에 시달린다며 저를 찾아온 적이 있습니다. 그는 항상 피로해서 저녁 식사 후에 TV를 보기가 힘들 정도였습니다. 가끔 운동을 한 날에는 피로가 더욱 심해졌죠. 찬바람을 조금이라도 쐬거나 샤워를 하고 나면 몸살기가 생기곤 했습니다. 너무 잦은 몸살기 때문에 항상 감기약이나 진통제를 먹어야 했죠. 잠을 잘 때도 숙면하기 힘들었고, 잦은 두통에 시달렸습니다. 밥을 제때 챙겨 먹지 못하면 배가 너무 고파서 손이 떨리고 식은땀이 나는 저혈당 증세까지 있었습니다. 그래서 항상 단것을 먹었죠. 이 환자는 약 5년 전에 고혈압을 진단받고 현재 고혈압 약을 복용 중이었으며, 그 외에 다른 특이한 병력은 없었습니다. 다만, 완벽주의 기질이 있었고 일이 자신의 계획대로 되지 않을 때 엄청난 스트레스를 받곤 했습니다. 그는 수년 전부터 회사의 경영상 어려움으로 많은 스트레스를 받으며 현재까지 회사를 힘겹게 운영해오고 있다고 했습니다.

저는 이 환자의 증상과 관련된 질환을 찾기 위해서 검사를 진행했습니다. 그러나 흉부 X-레이와 심전도 모두 정상소견이었습니다. 혈액 검사에서도 빈혈 소견은 없었고, 간 기능, 신장 기능,

갑상선 기능이 모두 정상이었습니다. 류마티스성 질환에 대한 검사에서도 모두 정상소견이 나왔습니다. 저는 그가 질병은 없지만 세포 기능에 문제가 있는 것이라고 판단했습니다. 그리고 그의 세포 기능을 알아보기 위해 소변 유기산 검사와 타액 호르몬 검사를 진행했습니다. 소변 유기산 검사상 세포에서의 에너지 발생에 문제점이 발견되었고, 장점막의 문제도 발견되었죠.

타액 호르몬 검사에서는 스트레스 호르몬인 코르티솔을 검사했는데 보통 사람의 경우, 기상 시에는 높아야 할 코르티솔 수치가 이 환자는 기상 시부터 저녁 때처럼 낮았습니다. 그리고 점심, 저녁으로 가면서 더욱더 낮아지는 소견을 보였죠. 저는 그의 부신 기능이 오랜 스트레스에 의해서 고갈된 상태라고 판단했습니다. 그리고 곧바로 그의 활력 넘치는 일상을 위한 계획을 수립했습니다.

그의 부신피로증은 오랫동안 받아온 스트레스에 의한 것으로 보였습니다. 단순히 정신적 스트레스뿐 아니라 독소 물질에 대한 세포의 산화 스트레스도 아주 크게 작용했을 것으로 생각되었습니다. 그래서 부신의 기능을 끌어올려주는 치료에 앞서 독소 해독에 대한 치료적 접근이 필요했습니다. 저는 먼저 식이요법을 시작했죠. 가장 중요한 것은 설탕이 들어간 음식을 더 이상 먹지 않는 것이었습니다. 설탕에 대한 강한 욕구를 억제해야 했습니다. 설탕이 많이 들어 있는 음식은 장내의 해로운 세균을 증식시키죠. 그리고 밀가루 음식도 피하도록 권고했습니다. 모두가 그런 것은 아니지만 밀가루 음식에 대해서 장이 예민한 사람들이 매우 흔하기 때문입니다. 그런 사람들에게는 밀가루 음식이 독소의 역할을 할 수 있습니다. 이런 사람들은 밀가루 음식을 되도록 피하는 것이 좋습니다.

그다음으로는 물 많이 마시기를 권했습니다. 물은 모든 세포가 제대로 작용할 수 있게 해주죠. 영양소의 역할도 충분한 물이 있어야 가능합니다. 그러나 바쁘게 살아가는 현대인들은 물을 많이 마시지 않습니다. 그래서 대부분의 사람들이 만성적인 탈수 현상을 겪고 있는 것입니다. 저는 그에게 하루에 2L 정도의 물을 마실 것을 권했습니다. 그리고 장 건강을 위해 섬유질이 많은 음식을 권했고, 양질의 단백질을 많이 먹도록 했습니다. 그러면서 비타민과 미네랄 보조제, 오메가-3 지방산을 처방했죠. 매일 스트레칭과 깊은 호흡을 할 것도 권했습니다.

부신의 기능을 끌어올리기 위해서도 여러 가지 계획을 세웠습니다. 부신에서 분비하는 코르티솔은 우리가 잘 알고 있는 스테로이드 호르몬입니다. 스테로이드 호르몬은 여러 매체를 통해서 매우 악명이 높기 때문에 모두 한 번쯤은 들어보았을 겁니다. 스테로이드 호르몬은 장기간 사용했을 때 무서운 부작용들을 동반합니다. 물론, 이 호르몬은 현대의학에서 여러 가지 질병을 치료하는 데 필요한 약입니다. 천식, 아토피, 두드러기, 습진과 같은 알레르기 질환에도 매우 효과적이고, 류마티스, 전신 홍반 루푸스 같은 자가면역 질환에도 아주 효과적이죠.

그러나 아무리 좋은 약물도 잘못 사용하거나 지나치게 사용하면 큰 문제가 생깁니다. 특히 스테로이드의 부작용은 아주 다양하고 무섭게 나타납니다. 스테로이드를 오래 사용하면 혈당이 올라가서 당뇨가 생길 수 있고, 면역력을 떨어뜨리며 골다공증을 유발하기도 합니다. 또한 피부에 여드름과 같은 염증 질환이 자주 생길 수 있습니다. 그리고 더 무서운 것은 스테로이드 호르몬을 지속적으로 사용하게 되면 스스로 호르몬을 만들지 않아도 되는 부신은 그 기능이 떨어지기 시작한다는 것입니다. 그러다가 결국은 부신 조직의 위축이 생기죠. 이렇게 부신이 위축된 상태까지 다다랐을 때는 스테로이드 복용을 절대 중단하면 안 됩니다. 부신의 위축이 생겨서 스테로이드를 전혀 만들지 못하는 상태에서 갑자기 복용을 중단하면 쇼크 현상이 일어나거나 심하면 사망에 이를 수도 있기 때문입니다. 그래서 스테로이드 호르몬의 투여는 신중을 기해야 하며, 반드시 의사와의 상담 후에 처방받아야 합니다.

부신피로증 때문에 활기를 잃은 환자에게도 가능한 스테로이드 호르몬을 사용하기보다는 천연식물에서 추출되는 성분을 사용하는 것이 좋습니다. 그러나 경우에 따라서는 스테로이드 호르몬을 잠시 사용하기도 하죠. 너무 오랫동안 지쳐 있는 부신을 쉬게 하여 부신이 다시 기능을 회복할 수 있도록 시간을 주는 것입니다. 그런데 스테로이드 호르몬을 처방할 때 반드시 함께 처방해야 할 성분이 있습니다. 이 성분은 '가시오갈피'라는 약초에서 나오는 성분으로, 스테로이드 치료로 생길 수 있는 부신의 위축을 예방해줍니다. 그뿐 아니라 체내로 흡수되어서 코르티솔의 역할을 함으로써 스테로이드 호르몬을 장기간 사용하지 않도록 도와주는 역할도 충분히 해주죠.

그 외에도 부신 기능을 올려주는 영양소 중 대표적인 것이 바로 비타민C입니다. 헝가리 출신의 국제적 생화학자 센트죄르지 Albert Szent-Gyorgyi는 돼지에서 최초로 비타민C를 분리해냈는데, 그때 비타민C를 분리한 장기가 바로 부신이죠. 부신이 제 역할을 하기 위해서는 비타민C가 반드시 필요합니다. 또한 비타민C는 부신의 작은 혈관들을 건강하게 유지시켜주는 데 아주 중요한 역할을 합니다. 그다음으로 비타민B5인 판토텐산pantothenic acid, 마그네슘, 비타민A, 비타민D, 아연 등의 영양소도 부신 기능에 매우 중요한 역할을 합니다. 아미노산 중에서 티로신tyrosine도 중요한 역할을 하죠.

마지막으로 부신피질 호르몬이 정상적으로 잘 분비될 수 있도록 충분한 수면을 취하는 것이 중요합니다. 8시간 정도의 수면이 가장 적당하며 밤 10시 이전에 잠드는 것이 좋죠.

그에게도 더욱 빠른 효과를 위해서 정맥으로 영양소들을 주사하는 방법을 실시했습니다. 그는 점차 호전되기 시작했습니다. 오후에 나타나던 극심한 피로감이 많이 감소했고, 감기몸살 증상의 빈도가 현저하게 감소하기 시작했습니다. 2개월이 지나면서 스테로이드 호르몬과 주사 요법을 중단하게 되었고, 영양 보조제를 통한 지속적인 영양 요법으로 증상이 많이 호전되었습니다.

●●●●● **여성 호르몬 치료가 전부는 아니다**

일상의 활력이 사라지는 것은 여성 호르몬 불균형과도 깊은 관련이 있습니다. 이런 사람들은 유난히 피로를 많이 느끼고 불안한 증상이 자주 동반되며, 가끔 가슴이 두근거리는 증상이 생긴다고도 합니다. 오후에 갑자기 기운이 빠질 때가 있고, 잠이 들어도 깊은 잠을 잘 수 없죠. 악몽을 자주 꾸며 혈압이 올랐다 내렸다 하는 불안정한 소견을 보이는 사람들도 있습니다. 귀에서 이명이 들리기도 하죠.

이런 증상들 때문에 이들은 여러 병원에서 검사를 해보기도 하지만 특별한 원인을 찾지 못하는 경우가 많고, 그래서 병원에서 지속적인 여성 호르몬 치료를 받습니다. 불안하고 초조한 증상 때문에 항불안제도 습관적으로 복용하는 여성들이 많죠.

저는 오랜 스트레스 때문에 이들의 부신 기능에 문제가 생겼을 가능성을 함께 보아야 한다고 생각합니다. 이런 증상의 50대 여성 환자가 저의 진료실을 찾아온 적이 있습니다. 저는 바로 그녀에게 부신 호르몬 검사와 더불어서 여성 호르몬인 에스트로겐estrogen과 프로게스테론progesterone 검사를 해보자고 권했습니다. 물론, 혈액이 아닌 타액으로 하는 검사였습니다. 그러나 환자는 타액을 이용한 검사가 생소했는지 선뜻 결정을 내리지 못했습니다. 그리고 여성 호르몬제를 처방해주는 대학병원의 산부인과 담당 의사와 먼저 의논해보겠다고 했죠.

몇 주 후, 그녀는 다시 저의 진료실을 찾아왔습니다. 그리고 대학병원의 산부인과에서 혈액을 통한 모든 호르몬 검사를 진행해

봤지만 모두 정상이었다고 말했습니다. 그녀에게 혈액 속 호르몬과 타액 속 호르몬의 차이점을 설명하는 데는 아주 오랜 시간이 걸렸습니다. 결국 그녀는 타액을 이용한 호르몬 검사를 해보기로 결정했습니다.

열흘 후, 그 결과를 확인할 수 있었습니다. 결과는 아주 놀라웠죠. 그녀의 스트레스 호르몬은 아침부터 저녁까지 아주 바닥난 상태였습니다. 정상보다 훨씬 낮은, 극심한 부신피로증 상태였습니다. 그리고 부신에서 함께 분비하는 스테로이드 호르몬인 DHEA도 마찬가지로 극심한 저하 상태에 있었습니다. 그러나 여성 호르몬인 에스트로겐은 정상보다 10배 이상 증가되어 있었고, 또 다른 여성 호르몬인 프로게스테론은 아주 낮은 상태였습니다. 여성 호르몬의 심한 불균형이 있었던 것이죠. 이런 호르몬의 상태는 혈액 검사로 알아내지 못한 것이었습니다.

환자와 저는 이렇듯 놀라운 결과를 확인하고 함께 치료 계획을 세웠습니다. 저는 먼저 그녀에게 설탕이 들어 있는 음식을 먹지 않도록 했습니다. 그리고 양질의 단백질 식이를 권했죠. 적절히 휴식할 것을 강력히 권고했습니다. 그리고 비타민C 메가 요법을 함께 실시했습니다. 비타민C 메가 요법에 관해서는 뒤에서 더 자세히 설명하도록 하겠습니다. 환자에게 가장 적절한 영양소 조합의 정맥주사 요법도 함께 진행했습니다. 비타민B군과 마그네슘, 아연을 충분히 공급하였으며, 강력한 항산화 보조제도 공급했습니다. 물론 가시오갈피가 포함된 보조제도 잊지 않았죠. 그리고 적절한 세포막의 기능을 위해서 오메가-3도 함께 투여했습니다.

치료를 시작하고 4주 정도가 지나면서 그녀의 불안증세는 조금씩 사라지기 시작했습니다. 잠에서 자주 깨는 증상도 조금씩 사라지기 시작했습니다. 오후에 갑자기 기운이 빠지며 지쳐버리는 일도 줄기 시작했죠. 그리고 그녀가 가장 좋아했던 변화는 자는 동안에 자신을 항상 괴롭히던 악몽이 줄어들기 시작한 것입니다.

지속적인 영양 보조제와 비타민C 메가 요법 이후로 그녀는 사회생활을 활발히 해나가고 있습니다. 그러나 극심한 스트레스나 지나친 업무 시에는 증상이 재발하여 저의 진료실을 찾아오곤 했죠. 그럴 때마다 그녀의 부신 기능을 끌어올려줄 수 있는 강력한 영양소들을 주사제로 잘 혼합하여 정맥으로 주입해 주었습니다. 그러면 그녀는 또 기력을 찾고 일상생활을 잘해나갈 수 있었습니다.

'이것'을 막아야
노화도 막을 수 있다

• • • • **활성산소는 해로운 것이었다?**

최근 몇 년 전부터 '활성산소'는 모든 사람의 입에서 오르내리는 아주 중요한 주제가 되었습니다. 제가 처음 활성산소에 대한 이야기를 들은 것은 1994년 여름이었습니다. 당시 세브란스병원의 가정의학과 레지던트 3년 차였던 저는 하루가 48시간이라도 모자를 만큼 바쁜 생활을 하고 있었죠. 새벽부터 간밤에 있었던 응급실 내원 환자들의 상태를 1년 차로부터 보고 받고 치료 계획에 대한 회의를 열었습니다. 그리고 바로 응급실, 중환자실, 일반병실에 있는 환자들의 회진을 돌았습니다. 이후 교수님과의 전체 회의에 참석해서 모든 환자의 브리핑을 마친 후에 다시 교수님 회진을 인도해야 했죠. 회진이 끝나면 외래 진료를 하고 바로 빽빽하게 채워진 세미나 계획표를 보면서 모든 준비를 총지휘해야 했습니다.

그러던 중 처음 듣는 세미나 제목을 발견했습니다. 바로 '활성산소와 항산화제'에 대한 세미나였습니다. 그 당시 스태프로 계시던 한 교수님께서 가장 최근에 등장한 이론들을 설명해주는 교육시간이었습니다. 저는 당시에 활성산소가 뭔지도 잘 몰랐기 때문에 그냥 막연하게 좋은 물질로만 생각하고 있었습니다.

요즘도 '활성산소'라는 이름 자체에서 많은 오해가 생겨나는 것 같습니다. '활성'이라는 단어와 '산소'라는 단어 모두 우리에게 좋은 이미지를 주기 때문에 어떤 사람들은 활성산소를 우리 몸에 이로운 물질로 생각할 수도 있습니다. 그러나 저는 그 세미나를 들으면서 활성산소가 몸에 해로운 독소이며, 이 독소를 없애주는 물질이 '항산화제'라는 것을 알게 되었습니다. 당시는 활성산소라는 말을 들어본 의사조차도 별로 없는 때여서 미래에 활성산소를 없애는 항산화제를 처방하는 날이 올 것이라는 교수님의 강의를 아주 먼 미래의 이야기로만 생각했었습니다.

그러나 최근 몇 년 사이에 안티에이징에 대한 관심이 높아지면서 활성산소는 그 열풍의 중심에 서게 되었습니다. 이제는 노화

방지를 이야기할 때 활성산소를 빼놓을 수 없습니다. 그뿐 아니라 우리가 가장 무서워하는 질병들, 특히 암, 치매, 중풍, 심근경색증 모두 그 원인에 활성산소가 있다는 사실은 일반적인 상식이 되었습니다. 활성산소를 이해하고 그 독성을 제거하는 것이 얼마나 중요한지에 대한 인식을 확실하게 해야 할 시기가 된 것이죠.

앞에서 말했듯이 우리 몸의 세포가 에너지를 만들어내는 가장 효율적인 공장은 미토콘드리아입니다. 그런데 미토콘드리아는 활성산소에 의해 잘 공격받습니다. 활성산소라는 폭탄이 미토콘드리아 공장을 파괴할수록 공장은 제 역할을 해낼 수가 없게 됩니다. 그럼 에너지는 감소하게 되겠죠.

우리는 에너지 공장을 지켜내기 위해 항산화제와 방어 시스템을 훈련해서 활성산소의 공격을 막아내야 합니다. 아주 잘 훈련된 '항산화 방어 시스템'은 에너지 공장뿐 아니라 세포 전체를 활성산소로부터 보호합니다. 에너지를 잘 만들 수 있도록 해주는 것뿐 아니라, 세포가 녹스는 것을 막아주고 질병을 예방해주며 노화를 늦춰줍니다. 우리는 이렇게 중요한 활성산소를 정확하게 이해하고 그 피해를 막아주는 항산화 방어 시스템을 어떻게 잘 훈련할 것인가에 대한 작전을 짜야 합니다.

●●●●● 녹슬어가는 세포의 비밀

활성산소의 존재가 처음으로 밝혀진 것은 1950년대 중반이었습니다. 그러나 아무도 활성산소의 험악한 심성을 알아차리지는 못했죠. 수십 년이 지난 후에야 활성산소의 심성을 알아차린 사람들은 활성산소와 전쟁을 치르기 위해 전력을 다하고 있습니다. 활성산소의 가장 큰 특징은 다른 분자를 공격한다는 것입니다. 활성산소 자체가 불안정한 상태의 분자구조를 가지고 있기 때문에 다른 분자를 공격해서 자신이 안정되려는 성질을 가지고 있는 것이죠. 이렇게 공격을 받은 분자는 마찬가지로 불안정한 상태가 되어 다른 분자를 또 공격합니다. 이런 현상이 도미노처럼 연결되면서 세포를 녹슬게 만드는 것입니다. 이런 과정을 우리는 '산화'라고 하고, 이런 과정을 막는 것을 '항산화'라고 합니다.

어릴 적 어머니가 사과를 깎아주시면 저는 그걸 받아들고 맛있게 먹곤 했습니다. 껍질을 벗긴 사과를 들고 한 입씩 베어서 오물오물 먹다가 하얗던 사과의 색깔이 점점 누렇게 변해가는 것을 의아하게 생각했죠. 이렇게 껍질을 벗겨낸 사과를 공기 중에 놓아두면 색깔이 변하는 것도 일종의 산화 과정입니다. 그리고 쇠가 녹스는 과정도 산화 과정의 일종이죠.

　이렇게 활성산소는 우리 몸 안의 모든 부분에서 작용하여 세포를 녹슬게 하고, 혈관을 공격해 말랑말랑했던 혈관을 딱딱하게 만듭니다. 그러나 활성산소의 가장 무서운 점은 그것이 DNA를 공격한다는 것입니다.

　어떤 학자들은 우리 몸의 DNA가 활성산소에 하루 7만 번이나 공격을 받는다고 말합니다. 또 우리가 알고 있는 나쁜 콜레스테롤 LDL도 자체의 심성이 나쁜 것은 아닙니다. LDL은 활성산소를 만나면서 변하기 시작합니다. 이렇게 변형된 LDL이 문제를 일으키는 것이죠. LDL이 변형되면서 비극은 시작됩니다. 변형된 LDL은 동맥경화증을 발생시키는 주원인이 되죠.

　오늘날 많은 이들이 앓는 질병으로 알려진 동맥경화증, 암, 치매, 당뇨, 백내장, 파킨슨병, 아토피, 만성피로증후군 등 200가지 이상의 질병이 활성산소의 직접 또는 간접적인 영향을 받아서 발병합니다. 또 어떤 학자들은 우리가 알고 있는 모든 질병의 95% 이상이 활성산소와 관련이 있다고 주장합니다.

　그렇다면 활성산소는 왜 생기는 것일까요? 활성산소와 인간의 관계는 필수 불가결한 악연입니다. 우리는 에너지를 만들기 위해 세포의 공장을 가동하죠. 이 에너지를 발생시키는 과정에서 나오는 부산물 중 하나가 바로 활성산소입니다. 즉, 활성산소는 인간이 살아가기 위해 에너지를 발생시키는 과정에서 반드시 나오는 물질인 것이죠. 그래서 우리 세포는 활성산소를 피할 수 없습니다. 그러나 너무 걱정할 필요는 없습니다. 우리의 몸은 활성산소와 싸울 수 있는 항산화 방어 시스템을 가지고 있기 때문이죠.

●●●●● **토마토와 당근이 몸에 좋을 수밖에 없는 이유**

우리가 알고 있는 활성산소가 모두 나쁜 것은 아닙니다. 활성산소는 우리 몸에 일부 이로운 점도 있습니다. 그러나 현대인들의 문제는 활성산소가 과잉으로 발생하여 인체의 정상 세포까지 공격한다는 것이죠. 활성산소가 많아지는 것은 우리가 먹는 음식과 우리가 살아가는 환경에서부터 비롯됩니다.

활성산소는 우리가 음식을 먹고, 숨을 쉬고, 에너지를 만드는 과정뿐 아니라 정신적, 육체적 스트레스를 받았을 때도 아주 많이 발생합니다. 운동을 너무 격렬하게 해도 활성산소가 많이 발생하기 때문에 적당한 운동이 몸에 좋은 것이죠. 또 우리가 먹는 모든 음식들에는 문제가 있습니다. 특히 인스턴트 식품은 활성산소의 큰 원인 중 하나입니다. 그러나 뭐니 뭐니 해도 가장 많은 활성산소를 만들어내는 것은 바로 담배입니다. 흡연 때문에 만들어지는 활성산소의 양은 상상을 초월할 정도입니다. 그래서 스트레스받고 담배를 피면 어마어마한 양의 활성산소를 몸에서 만들어내게 되는 것입니다. 그 외에 자외선, 방사선, 전자파에 의해서도 활성산소는 생겨나며, 일부 약물 복용에 의해서도 생겨날 수 있습니다. 우리는 이렇게 활성산소가 발생하는 원인을 잘 파악하여 가급적 이런 환경을 피해야 합니다.

앞서 잠깐 언급했듯이 활성산소가 세포를 산화시키는 것을 막아주는 우리 몸의 중요한 시스템이 바로 항산화 방어 시스템입니다. 우리는 항산화 방어 시스템을 잘 가동해야 하죠. 항산화 방어 시스템은 몸에서 스스로 만들어지는 내부 시스템과 외부의 지원을 받아서 만들어지는 외부 시스템으로 나누어집니다. 내부 시스템에는 세포에서 스스로 만들어내는 여러 가지 효소들이 포함됩니다. 이런 효소들은 해독 작용에 관여하여 활성산소의 독성을 없애주는 중요한 역할을 합니다.

효소들이 우리 몸에서 원활하게 잘 만들어지도록 하기 위해서는 그 효소들의 원료가 충분해야 합니다. 효소의 원료는 우리가 섭취하는 영양소들입니다. 영양소에 의해 만들어진 효소들이 내부 시스템의 주역들인 것이죠.

그렇다면 외부 시스템을 이루는 것들은 무엇일까요? 이것들은 몸 안에서 만들어지지 않는 항산화 물질로, 반드시 섭취해야만 합니다. 이런 외부 시스템을 이루는 항산화 물질들은 종류가 여러 가지입니다. 이런 물질들은 영양소 그 자체가 항산화 작용을 해서 활성산소를 억제합니다. 그중 가장 대표적인 것이 비타민C입니다. 그 외에 비타민A와 E도 강력한 항산화제입니다. 그리고 비타민B군에서도 일부 항산화 작용을 하는 비타민이 있습니다. 미네랄 중에서도 항산화 작용을 하는 미네랄들이 있고요. 가장 대표적인 것이 셀레늄이죠. 셀레늄은 글루타티온glutathione 효소가 해독 작용을 할 때 필요한 미네랄입니다. 그리고 철, 구리, 아연, 망간 등도 아주 중요한 항산화제입니다. 내부 시스템의 항산화 효소 중 가장 대표적인 것이 SODsuperoxide dismutase인데, 이 효소가 만들어지는 데 아연과 구리, 또는 망간이 반드시 필요합니다. 카탈라아제catalase라는 내부 시스템의 항산화 효소도 철분이 있어야 제대로 작용할 수 있죠. 이렇게 미네랄들은 내부 시스템의 항산화 효소들이 생성되고 작용하는 것을 돕습니다.

그 외에 외부 시스템 중에서도 아주 중요한 것이 또 있습니다. 그것은 바로 여러 가지 식물 영양소들이죠. 식물 영양소들은 비타민과 마찬가지로 그 자체가 활성산소를 안정화시켜주는 항산화 작용을 합니다. 이 항산화 작용의 원리는 아주 간단합니다.

앞에서 설명했듯이 분자구조는 전자들이 쌍을 이룬 모습이어야 하는데 활성산소는 쌍을 이루지 못하는 불안정한 구조를 가지고 있습니다. 그래서 다른 분자에서 전자를 하나 뺏어와 안정화되려는 성질을 가지죠. 이때 항산화 비타민인 A와 C, E는 활성산소에 전자 하나를 쉽게 전달해줄 수 있는 화학구조를 가지고 있습니다. 그래서 활성산소를 안정화시키고 다른 분자를 괴롭히지 않도록 할 수 있는 것입니다. 여러 식물 영양소도 마찬가지입니다. 항산화 작용을 할 수 있는 식물 영양소는 카로티노이드carotinoid와 카테킨, 플라보노이드flavonoid와 같은 폴리페놀polyphenol 등입니다. 이렇듯 여러 식물에서 포함하고 있는 영양소들은 인체 내에서 강력한 항산화 작용을 하며, 더 나아가서 항암 효과도 있다는 것이 많은 논문을 통해 발표되고 있습니다.

조금 더 자세히 살펴보겠습니다. 먼저 '카로티노이드'란 식물, 과일의 색깔을 띠는 색소 물질을 통틀어서 말하는 것입니다. 이런 색소 물질들은 신기하게도 우리의 몸속에서 항산화 작용을 해냅니다. 당근에 많이 들어 있는 베타카로틴도 카로티노이드 중 하나입니다. 이 베타카로틴은 항산화 작용뿐 아니라 항암 작용에도 효과가 있다고 알려져 있습니다. 앞에서 한 번 설명했던 물질인 라이코펜도 카로티노이드의 일종입니다. 라이코펜은 여러 연구에서 전립선암의 예방에 효과가 있는 것으로 알려져 있죠. 라이코펜의 강력한 항산화 작용을 보여주는 사례가 있습니다.

이탈리아를 비롯해 지중해 연안에 있는 나라의 사람들이 미국 사람들처럼 똑같이 뚱뚱한데도 심장병에 덜 걸리는 이유가 무엇일까에 대한 집요한 연구 끝에 이 사람들이 즐겨 먹는 토마토소스에서 그 해답을 찾을 수 있었던 것입니다. 토마토가 빨간색을 띠게 하는 라이코펜이 바로 그 이유였습니다. 이 성분은 물에 잘 녹지 않고 기름에 잘 녹는 성질을 가지고 있습니다. 그리고 열을 가했을 때 더 활성화되죠. 그래서 토마토를 기름에 살짝 데치거나 소스로 만들어 먹는 경우에 라이코펜 성분이 더욱 활성화되고 흡수도 잘 된 것입니다. 이탈리아 사람들은 독특한 토마토 조리 방법 때문에 항상 충분한 라이코펜을 섭취해왔던 것이죠.

최근까지는 토마토가 가장 많은 라이코펜을 함유하는 열매로 알려져 왔으나, 현재는 베트남에서 나오는 '객gac'이라는 과일의 성분이 밝혀지면서 토마토보다 라이코펜 성분이 70배나 높다는 연구 결과가 발표되었습니다. 그리고 객에는 특이하게도 지방산 성분이 있어서 라이코펜의 흡수를 도와주는 '천국의 열매'라는 칭호를 받고 있습니다.

그 외에도 제아잔틴zeaxanthin, 루테인lutein 등의 영양소들이 카로티노이드 성분입니다. 이런 카로티노이드가 활성산소로부터 DNA의 공격을 얼마나 잘 막아내는지에 대한 연구 논문이 2006년 미국 영양학술지 〈미국 임상영양학 저널American Journal of Clinical Nutrition〉에 실렸습니다. 이 연구의 내용은 대표적인 카로티노이드인 베타카로틴, 라이코펜, 루테인을 37명의 사람에게 투여해서 활성산소의 DNA 손상을 얼마나 예방하는지 알아보는 것이었습니다.

이 연구에서 3가지 카로티노이드 모두 DNA 손상을 예방할 수 있다는 결과가 나왔으며, 특히 1가지씩을 사용한 그룹보다 3가지를 모두 한꺼번에 조금씩 사용한 그룹에서 가장 많은 DNA 손상을 예방할 수 있었습니다. 이 연구 결과에서 알 수 있는 것은 카로티노이드는 DNA 손상을 예방해주고, 여러 가지 종류의 카로티노이드가 동시에 투여될 때 상승효과가 있다는 것입니다. 이러한 항산화제들 사이에서 상승효과가 나타나는 것은 여러 연구에서 밝혀지고 있습니다. 그래서 많은 영양학자가 야채나 과일을 섭취할 때 여러 가지 색을 골고루 섭취하도록 권장하는 것이죠.

폴리페놀의 항산화 작용도 대단합니다. 그중 대표적인 것이 카테킨이라는 성분입니다. 이 성분은 녹차에 많이 들어 있다고 알려져 있는데, 카테킨은 아주 강력한 항산화 작용을 할 뿐 아니라 항암 작용도 한다는 것에 대한 많은 연구가 있습니다. 그러나 녹차에는 카페인도 함께 들어 있어서 많이 마시는 것을 권하지는 않습니다. 카페인은 일시적으로 정신을 맑게 해주고 피로를 해소해줄 수 있지만, 과도하게 섭취하면 오히려 일상의 활력을 빼앗아갈 수 있습니다.

마지막으로 재미있는 연구 몇 가지를 소개해보려 합니다. 카페인에 대한 연구입니다. 첫 번째 실험에서 연구자들은 쥐들에게 카페인을 투여한 후, 쥐들의 수영 능력이 향상된 것을 발견했습니다. 이들은 쥐들에게 6주간 계속해서 카페인을 투여했고 쥐들의 수영 능력은 급격하게 저하되었습니다. 또 다른 연구에서는 환자들의 피로 정도와 하루 카페인 복용량의 관계를 살펴보았는데, 카페인 복용이 많을수록 피로를 더욱 많이 호소했습니다. 이 연구를 통해 카페인이 활력을 떨어뜨리는 대표적인 원인이 될 수 있음을 알게 된 것이죠. 그래서 최근에는 녹차에서 카페인 성분을 없앤 후 카테킨 성분만으로 만든 보조제도 생산되고 있습니다.

●●●● **비타민의 오명**

어릴 때 속이 훤히 들여다보이는 손목시계를 본 적이

있습니다. 그 투명한 손목시계를 들여다보면 아주 작은 톱니바퀴들이 정교하게 잘 맞춰져 돌아가고 있는 것을 확인할 수 있었죠. 저는 그 모습을 보면서 아주 신기해하곤 했습니다. 몸 안에서 일어나고 있는 항산화 작용도 공부하면 할수록 이 시계의 톱니바퀴 같다는 생각을 했습니다. 각각의 영양소가 톱니바퀴처럼 필요한 역할을 수행하고 있기 때문이죠.

대표적인 항산화 비타민인 비타민E와 비타민C를 예로 들어보겠습니다. 비타민E는 활성산소와 맞서 싸우는 가장 최초의 비타민입니다. 그리고 활성산소를 억제하기 위해 전자를 하나 내어주고 나면 자신은 다시 작용하지 못합니다. 이때 비타민C는 비타민E가 다시 항산화 작용을 할 수 있도록 재생시켜주는 역할을 합니다. 그래서 비타민E의 항산화 능력은 비타민C의 농도가 함께 증가될 때 더 크게 발휘됩니다. 두 비타민이 마치 한 몸처럼 작용하는 것이죠.

그런데 최근 비타민E에 관련된 부정적인 연구들을 보면 이런 항산화 물질들 간의 작용을 전혀 이해하지 못하고 있다는 것이 드러납니다. 이러한 연구들에서는 비타민E를 단독 투여한 후 항산화 능력을 측정하였을 때 큰 효과가 없다는 사실만으로 부정적인 결론을 내리고 있습니다. 그러나 비타민E는 단독으로 투여했을 때보다는 비타민C와 그 외의 다른 영양소들이 함께 투여되었을 때 강력한 항산화 작용을 나타낼 수 있고, 이는 분명 우리 몸에 좋은 영향을 미칩니다. 단순히 비타민E의 단독 투여로 항산화 효과가 없다는 연구를 발표하면서 영양소의 필요성을 무시해버리는 일부 연구자들의 행태에 어이가 없을 정도입니다.

물론, 비타민C는 비타민E를 재생시켜서 다시 작용할 수 있게 도와주지만, 자신도 다른 영양소의 도움을 받아야 합니다. 이때 비타민C의 재생을 도와주는 항산화 물질이 글루타티온과 알파리포산alpha-lipoic acid입니다. 이런 물질들은 자체적으로 항산화 작용을 하면서 또 다른 물질의 재생을 돕는 중요한 역할을 수행합니다. 그리고 이 글루타티온과 알파리포산의 재생을 도와주는 것이 바로 비타민B2와 B3입니다.

활성산소라는 적들과의 전쟁에서 우리는 작전을 잘 짜야 합니다. 선두에서 싸워야 할 보병도 필요하고, 공중전을 위한 전투기도 필요합니다. 부상병들을 빨리 치료해줄 의무시설은 기본이죠. 전쟁에 필요한 물자를 보급해줄 보급부대의 역할도 아주 중요합니다. 부대마다 자신의 역할을 잘 수행해줘야 전쟁에서 승리할 수 있을 것입니다.

마찬가지로 몸 안의 내부 시스템이 비타민들과 항산화 효소들, 그리고 수많은 식물 영양소, 또 모든 작용에 도움을 주는 미네랄들과 함께 자신의 역할을 충분히 해낼 때 활성산소와의 전쟁에서 우리는 승리할 수 있습니다. 이렇게 항산화 물질들이 함께 작용하는 것을 우리는 항산화 네트워크라고 합니다.

● ● ● ●   심장을 살리는 기적의 물질

미국의 저명한 영양치료 의사인 레이 스트랜드Strand, Ray D. 박사의 이야기를 하나 해볼까 합니다. 레이 박사의 절친한 친구인 웨이니는 아주 건장한 중년의 남자로, 식당의 지배인으로 일하고 있었습니다. 레이와 웨이니는 어릴 때부터 함께 자란 평생 친구였죠. 어느 여름날, 웨이니는 레이의 진료실을 찾아왔습니다. 웨이니를 본 레이는 깜짝 놀랐습니다.

웨이니는 창백해 보였고, 심장이 쿵쾅거리고 뛴다고 말했습니다. 그는 약 3개월 전에 심한 감기몸살을 앓았는데 그것이 완전히 회복되지 않은 것 같다고 했습니다. 그의 심장박동은 매우 빠르고 불규칙했습니다. 웨이니의 심장에서는 세탁기가 돌아가는 것 같은 소리가 들렸습니다. 매우 심각한 상태였죠. 웨이니는 곧바로 종합병원에 가서 심장전문의에게 진찰을 받게 되었습니다.

X-레이에서 웨이니의 심장은 아주 커져 있었고, 심장 초음파의 결과는 암담했습니다. 웨이니의 심박출량이 17%였던 것입니다. 심박출량이란 심장에서 전신으로 피를 뿜어주는 양을 비율로 나타낸 것입니다. 정상적인 심박출량은 50~70%이죠. 심박출량이 30% 이하로 떨어지면 심장이식 수술이 필요합니다. 웨이니의 심장 안에는 응고된 핏덩어리가 차 있었습니다. 그리고 '심방세동'이라고 불리는, 심장이 불규칙적으로 뛰는 부정맥도 함께 있었죠. 그의 상태는 아주 심각했습니다.

심장전문의는 즉시 심장 조영 촬영술을 시행했습니다. 검사 결과, 그의 동맥은 아직 괜찮았지만 심장은 큰 손상을 입은 것으로 밝혀졌습니다. 또 심장근육의 조직검사를 시행한 결과, 심장 근육에 바이러스가 감염된 것이 밝혀졌습니다. 그래서 심장근육이 극심하게 약화되었고, 심장근육병증cardiomyopathy이 발생한 것입니다. 이 감염증은 봄에 자주 발생하는데 웨이니는 그것을 단순한 감기몸살로 여겼던 것이죠. 그것은 심장에 심각한 손상을 주는 바이러스성 심근염이었습니다. 웨이니는 즉시 입원하고 치료를 받기 시작했습니다. 심장전문의는 피를 묽게 해주는 '쿠마딘coumadin'이라는 약물과 심근을 강화시켜주는 여러 가지 약물들을 투여하기 시작했습니다. 하지만 그는 퇴원할 때 매우 힘이 없었고, 움직이는 것도 아주 힘들어했습니다.

몇 주 후, 재검사에서 그의 심박출량은 23%로 증가했습니다. 그러나 심장전문의는 그의 상태가 더 이상 좋아지기 어려울 것이라고 생각했습니다. 그의 심장에는 아직 응고된 핏덩어리가 남아 있었고, 심방세동도 계속되었죠. 심장전문의는 웨이니를 심장이식 수술 대기자 명단에 올려놓는 것이 좋겠다고 했습니다. 하지만 웨이니는 심장이식 수술을 원하지 않았고, 심장전문의에게 치료를 받으면서 동시에 레이에게 치료받기를 원했습니다.

레이는 다른 약물 투여는 지속적으로 유지하면서, 동시에 아주 강력한 항산화제와 미네랄 보조제를 투여했습니다. 그러자 점차 응고된 핏덩어리들이 줄어들기 시작했고, 심장전문의는 전기충격 치료로 웨이니의 심장박동을 정상으로 되돌릴 수 있었습니다.

이 시기에 레이는 코엔자임 큐텐coenzyme Q10이라는 영양 보조제를 투여해서 심장근육병증을 호전시킨 영양의학 논문을 보게 되었습니다. 그 논문은 미국에서 심장병 치료에 코엔자임 큐텐을 처음 사용한 심장전문의 랑스존Peter H. Langsjoen의 논문이었습니다. 레이는 코엔자임 큐텐에 대한 여러 의학 문헌들을 찾아보았고, 친구에게 투여해도 안전하다는 것을 알게 되었습니다. 그리고 닥터 랑스존이 사용했던 용량의 코엔자임 큐텐을 투여하기 시작했습니다. 웨이니는 심장전문의에게 계속 진료를 받고 있었죠.

그리고 3~4개월 후에 다시 시행한 심장 초음파에서 놀랍게도 심박출량은 51%로 증가했습니다. 그의 기적적인 회복을 심장전문의는 믿지 않았습니다. 그리고 그는 자신의 병원에서 다시 심장 초음파를 해보겠다고 했습니다. 몇 주 후, 웨이니는 심장전문의에게 다시 심장 초음파 검사를 받았고, 심박출량은 58%까지 증가해 있었습니다.

이 사례에서 쓰인 코엔자임 큐텐이란 무엇일까요? 코엔자임 큐텐은 지방에 잘 녹는 물질로 아주 강력한 항산화제입니다. 고기, 콩기름, 정어리, 고등어, 땅콩 같은 음식 속에도 조금씩 들어 있죠. 코엔자임 큐텐은 몸 안에서 티로신이라는 아미노산으로부터 만들어집니다. 그러나 이 과정에서는 최소한 8개의 비타민과 여러 개의 미네랄이 꼭 필요합니다. 이러한 영양소 중 1가지만 없어도 코엔자임 큐텐은 생성되지 않습니다. 코엔자임은 우리 몸속에서 일어나는 효소 반응에 반드시 필요한 조효소입니다. 코엔자임 큐텐은 세포의 미토콘드리아에서 사용되는 3가지 중요한 효소에 대한 조효소입니다.

많은 영양학자가 코엔자임 큐텐의 정상혈중 레벨을 측정하기 시작했고, 코엔자임 큐텐의 결핍과 심부전의 상관관계를 밝혀내기 시작했습니다. 치주질환, 암, 심장질환, 당뇨 환자들에게 코엔자임 큐텐 부족이 많이 발견되었습니다. 그리고 울혈심부전증,

심장근육병증 환자에게서 코엔자임 큐텐 결핍이 확실히 밝혀졌습니다. 코엔자임 큐텐 부족은 여러 상황에 의해 생깁니다. 잘 먹지 못하거나, 몸 안에서 코엔자임 큐텐 생성을 못 하거나, 코엔자임 큐텐을 너무 많이 소모할 때 생기죠.

코엔자임 큐텐은 1980년대 초반부터 환자들에게 투여되기 시작했고, 약 20년간 관심을 모으면서 울혈심부전증, 심장 근육병증에 대한 많은 임상 연구가 실현되었습니다.

코엔자임 큐텐을 주제로 한 국제 세미나에서는 18개 국가에서 30개 이상의 논문이 발표되었습니다.

가장 큰 규모의 연구는 의사 바지오Baggio가 울혈성 심부전증 환자 2,664명을 대상으로 진행한 연구입니다. 결과적으로 환자의 80%가 호전을 보였고, 54%의 환자가 3가지 주 증상에 대해 기준 이상의 호전을 보였습니다. 결론적으로 코엔자임 큐텐은 생명을 위협하는 심장질환을 가진 환자에게 큰 도움이 되는 보조제입니다. 심장질환을 완치시킬 수는 없지만, 병이 진행되는 것을 막아주는 것은 확실한 것이죠.

시간이 흘러도 변치 않는 젊음을 가질 수 있다면 얼마나 좋을까요? 젊음은 곧 '활기'와 연결되기 때문에 많은 이들이 '젊게 사는 삶'을 꿈꾸는 것이 아닐까 합니다. 건강한 삶이 어느새 기본이 되어버린 지금, 우리에게 필요한 것은 젊고 활력 넘치는 삶일 것입니다. 이 장에서는 비타민, 오메가-3와 같은 '영양제'부터 여러 가지 병을 만들어내는 음식 속 '독소'와 '알레르기'까지, 식습관으로 젊고 활기 넘치는 일상을 살아가는 방법에 대한 이야기를 해보려 합니다.

젊어질 수만 있다면

비타민이 정말
젊음을 되찾아줄까?

●●●● **식곤증이 사라지고 머리가 덜 빠지고**

10여 년 전, 진료를 마친 저는 급히 차를 몰아 세미나 장소로 향했습니다. 오랜만에 선후배들과 만날 생각에 기대를 품고 세미나 장소에 도착했죠. 사실 세미나에 관심은 별로 없었습니다. 선후배들과 오랜만에 반가운 인사를 나누고 저녁 식사를 하면서 세미나가 시작되었습니다. 이번 강의를 맡게 된 강사는 평소에 잘 알고 지내던 교수였습니다. 그런데 세미나의 주제가 저의 시선을 끌었죠. 비타민C 메가 요법?

20분쯤 지났을까? 강의 중 1장의 슬라이드가 저의 시선을 사로잡았습니다. 그 슬라이드는 복부 CT(단층촬영) 사진이었는데 사진 속 뱃속에는 복수가 가득 차 있었습니다. 사진 속 환자는 20대의 젊은 남자이고, 복막염이 심해서 수술을 몇 차례 받았지만 염증이 사라지지 않아서 중환자실에 누워 생사의 갈림길에 있었다고 했습니다. CT 사진에서 보이는 복수는 어떤 의사가 보아도 험악한 모습이었고, 복수는 단순한 복수가 아닌 염증이 가득한 고름에 가까웠다고 합니다. 결국 그 환자를 모든 전문과에서 포기하였고, 모든 의사가 그 환자를 치료할 수 없다는 결론을 내렸다고 합니다. 그리고 마지막으로 이 교수가 비타민C 요법을 시도해보기 위해 그 환자를 맡았다고 했죠. 그런데 놀랍게도 고용량의 비타민C 치료법이 시작되면서 아주 조금씩 환자의 염증이 줄어들기 시작했고 마침내 환자는 살아났으며, 완전히 회복되어 멀쩡한 모습으로 교수와 함께 찍은 사진이 마지막 슬라이드를 장식했습니다.

그때 저는 무언가로 머리를 얻어맞은 듯 큰 충격을 받았습니다. 그 충격은 세미나가 끝난 후 며칠 동안 계속되며 저를 혼란에 빠뜨렸습니다. 지금까지 현대의학을 공부하고 환자들을 진료하면서 한 번도 생각해보지 못했던 것들이었습니다. 비타민C가 당연히 몸에는 좋지만, 병을 치료할 수 있다고 생각해본 적은 단 한 번도 없었습니다. '그 강의 내용을 믿어야 하나? 아니면 그냥 그 환자에게 기적이 일어난 것일까?' 여러 가지 생각이 한참 동안 머리를 떠나지 않고 맴돌았습니다. 그리고 직접 비타민C에 대한 문헌을 찾아보기 시작했습니다. 그러던 중 미국으로 건너간 어느 의사가 쓴 비타민C에 관한 책을 발견했습니다. 그 책을 읽으면서 제가 상상할 수 없었던 기적 같은 비타민C의 치료 사례들을 접하게 되었죠. 그리고 저는 직접 비타민C 요법을 시도해보고 싶은 강한 충동을 느꼈습니다.

저는 수소문 끝에 비타민C 고용량 제품을 구해서 저 자신에게 직접 요법을 시도해보았습니다. 하루에 9g씩 매일 비타민C를 복용했습니다. 그러면서 조금씩 제 몸의 변화를 느끼기 시작했습니다. 먼저, 점심 식사 후에 늘 저를 괴롭히던 식곤증이 조금씩 줄어들었습니다. 그리고 아침에 일어나면 항상 베게 위에 빠져 있던 머리카락의 숫자가 조금씩 줄어들기 시작했죠. 몸에서 일어나는 이런 변화들을 보면서 흥분된 마음으로 지인들에게 비타민C를 권하기 시작했습니다.

시간이 조금 흐른 후, 사람들의 다양한 반응을 알 수 있었습니다. 물론 모든 사람이 다 좋은 반응을 보이지는 않았습니다. 몇 명은 비타민C를 도저히 먹을 수 없다고 이야기하기도 했습니다. 그 이유는 너무 시어서였습니다. 또 어떤 사람은 반대로 먹는 데 전혀 지장이 없다고 이야기하기도 했습니다.

　모든 상황을 지켜보고 제가 내린 결론은 분명 비타민C 고용량 요법이 우리 몸에 유리하게 작용한다는 것입니다. 그러나 모든 사람의 반응이 다 좋지는 않은 것으로 봐서 우리가 모르는 또 다른 작용이 있다는 것도 느꼈습니다. 비타민C에 대한 끊임없는 궁금증을 풀기 위해서 그때부터 저의 공부가 시작되었습니다.

●●●● 　몸에서 비타민C를 만들지 못하는 몇 안 되는 동물

　　　우리는 비타민C를 생각하면 먼저 노란색을 떠올립니다. 시중에 나오는 비타민C 함유 제품은 대부분 노란색을 띠죠. 아마도 레몬이나 오렌지가 비타민C의 대명사라는 생각 때문일 것입니다. 그러나 실제로 순수한 비타민C는 노랗지 않습니다. 순수 비타민C 분말은 흰색 가루입니다. 그것을 물에 타서 녹이면 무색의 비타민C 액체가 됩니다. 비타민C는 우리 몸에 아주 필수적인 영양소입니다. 다른 동물들은 비타민C를 몸에서 만들어내지만 인간과 원숭이를 비롯한 몇 종의 동물만 만들어내지 못합니다. 기록에 의하면 아주 오래전에는 인간도 몸에서 비타민C를 만들어낼 수 있었다고 합니다. 몸 안에서 포도당이 여러 가지 복잡한 화학반응을 거쳐서 비타민C를 만들어낸 것이죠. 그러나 5,000만 년 전 바이러스의 공격으로 유전자 변이가 생기면서 비타민C를 만드는 데 필요한 효소의 기능이 떨어지기 시작했다고 전해집니다. 그리고 그 시절은 비타민C를 외부에서 보충하기에 좋은 환경이었으므로 인간은 그대로 적응하면서 비타민C를 만들지 않아도 살아갈 수 있었던 것입니다. 그리고 비타민C를 만드는 데 필요했던 에너지는 인간의 진화에 필요한 부분에 사용되어졌다고 합니다.

인간이 살아가는 데 비타민C가 필수적이라는 것을 증명하는 이야기가 있습니다. 1497년에 인도항로를 처음 발견한 포르투갈의 탐험가 바스코다가마Vasco da Gama의 이야기입니다. 그가 항해하는 수개월 동안 선원 중 절반은 원인 모를 병에 걸려서 죽어갔다고 합니다. 그 병의 대표적인 증상은 잇몸에서 피가 나는 것이었습니다. 그래서 이 병의 이름을 '괴혈병scurvy'이라고 붙이게 되었죠.

1535년, 프랑스의 탐험가 자크 카르티에Jacques Cartier도 항해 도중에 선원들이 괴혈병을 앓게 되었는데, 그때 만난 원주민들이 준 나뭇잎으로 만든 주스를 마시고 죽어가던 선원들이 하룻밤 만에 살아났다고 합니다. 그 후 1747년, 영국 해군 군의관이었던 제임스 린드James Lind가 괴혈병에 걸린 선원들을 라임 과즙으로 치료했다는 사실이 보고되기도 했습니다. 그 라임 과즙에 들어 있던, 괴혈병을 치료한 물질이 비타민C로 밝혀지면서 비타민C는 인간이 살아가는 데 반드시 필요한 필수 영양소로 인정되기 시작했습니다.

고용량의 비타민C를 치료에 도입하기 시작한 사람 중 가장 대표적인 사람이 바로 라이너스 폴링Linus Pauling 박사입니다. 폴링 박사는 1954년과 1963년에 두 차례나 노벨상을 수상한 아주 위대한 인물입니다. 처음에는 노벨화학상을 수상하였고, 이어서 노벨평화상을 수상했죠. 그는 죽는 순간까지 지인들과 전화통화를 하면서 비타민C를 전파하기 위해 노력했다고 합니다. 그는 '분자교정의학'이라는 학문을 만들고, 고용량의 비타민C를 이용해서 여러 가지 질병을 치료했습니다. 감기부터 알레르기, 면역질환, 암에 이르기까지 여러 가지 질병에 비타민C를 적용하여 좋은 결과를 냈죠. 그리고 그 역시도 비타민C를 하루에 18g씩 복용했다고 합니다.

내 피부를 되돌리는 마법

40대 중반의 한 환자는 피부 트러블 때문에 진료실을 자주 들렀습니다. 수염이 자란 자리에 수십 개의 모낭염이 생겨서 좁쌀 같은 여드름이 생기곤 했죠. 항생제를 먹으면 사라지고, 시간이 지나면 또 생기는 일이 반복되었습니다. 주기적으로 진료실을 방문해 항생제를 먹어야 하는 그에게 제가 해줄 것은 아무것도 없었습니다. 그러나 비타민C 고용량 요법을 알고 난 후 저는 그에게 하루에 비타민C 9g을 복용할 것을 권했습니다. 그리고 1달이 지났습니다. 항생제를 처방받으러 올 시기가 훨씬 지나서 나타난 그의 얼굴은 많이 좋아져 있었습니다. 그는 항생제를 먹지 않아도 조금씩 피부 염증이 좋아지는 것 같다고 말했습니다. 그러면서 비타민C를 계속 먹겠다고 다짐했죠. 이 일이 있은 후 저는 비타민C의 효과에 대해서 조금씩 이해할 수 있게 되었습니다. 비타민C는 면역력을 강화해주고 있었던 것입니다.

비슷한 시기, 진료실을 찾은 50대 여성 환자는 늘 감기를 달고 살았습니다. 항상 기력이 없고 피곤했으며, 감기에 잘 걸려서 감기약도 자주 복용했습니다. 최근에는 폐경기에 접어들면서 더 피곤한 것 같다고 했습니다. 저는 그녀의 피로감이 어떤 특정 질병과 관계가 있는지 확인하기 위해 몇 가지 검사를 실시했습니다. 혈액 검사에서 간 기능과 갑상선 기능은 모두 정상이었으며, 빈혈 소견도 없었습니다. 하지만 그녀는 매우 불안해 보였고, 밤에도 쉽게 잠들지 못한다고 했습니다. 두통이 자주 있었고, 가끔 어지럽다고도 했죠.

저는 그녀의 세포들이 에너지를 제대로 만들어내지 못하고 있을 것이라 추측했습니다. 그리고 동반되는 증상들로 보아, 호르몬에도 미세한 불균형이 있을 것으로 생각되었습니다. 앞에서 살펴봤던 것처럼 호르몬의 불균형은 만성피로의 중요한 원인이기도 합니다.

저는 먼저, 에너지 발생과 관계 있는 모든 영양소를 충분히 투여하기로 결정했습니다. 그래서 주사용 마그네슘과 비타민B군들을 수액에 섞었습니다. 그리고 주사용 비타민C를 섞어서 혈관을 통해 주사했습니다. 그리고 반응을 보아가면서 비타민C 용량을 서서히 올렸습니다. 추가로, 먹는 비타민C 6g과 종합영양소도 함께 투여했습니다. 그리고 강력한 항산화제도 함께 투여했죠. 그녀는 3주가 지나자 차차 활력을 찾아가기 시작했습니다. 그녀는 몸이 가벼워지고 밤에 잠을 잘 잘 수 있어서 훨씬 덜 피곤하다고 했습니다.

그리고 더욱 재미있는 것은 주변 사람들이 피부가 너무 좋아졌다며 무슨 비결이 있느냐고 묻는다는 것이었습니다. 실제로 그녀의 얼굴에는 윤기가 흘렀고, 피부가 뽀얗게 좋아 보였습니다. 이렇게 비타민C 치료를 하다 보면 피부가 좋아지거나 얼굴이 뽀얘지는 경우가 자주 있습니다.

비타민C의 작용은 너무나 다양합니다. 특히 비타민C는 콜라겐을 합성하는 데 도움을 줍니다. 이를 증명하는 실험이 1981년도에 실시되었습니다. 과학자들은 인간의 결합조직(동물에 있어 조직 사이를 결합하여 기관을 형성하는 조직)을 실험실에서 배양시켰습니다. 배양시키는 과정에서 비타민C를 접촉해 배양된 조직은 비타민C 없이 배양된 조직보다 콜라겐 성분이 8배나 증가한 것을 확인했죠. 그 후 2000년에 콜라겐의 원료가 되는 프롤린proline과 라이신lysine을 연결해주는 효소 작용에 비타민C가 반드시 필요하다는 논문이 발표되었습니다. 콜라겐은 피부의 결합조직 중 대표적인 조직이며, 상처를 치유하는 데 반드시 필요합니다. 비타민C는 콜라겐을 많이 만들게 도와주어서 피부에 탄력이 생기게 하고, 상처가 빨리 아물게 하는 효과가 있습니다.

비타민C는 피부 미백에도 도움을 줍니다. 피부에는 멜라닌이라는 색소 성분이 있죠. 이 멜라닌은 피부의 색을 결정하는 데 중요한 역할을 합니다. 피부는 멜라닌이 많으면 검은색을, 멜라닌이 적으면 흰색을 띠게 됩니다. 이 멜라닌은 티로신이라는 아미노산이 여러 가지 화학반응을 거쳐서 만들어지는 것입니다. 그런데 비타민C는 이 티로신의 화학반응을 방해해 멜라닌 생성을 억제합니다. 그래서 비타민C를 오래 먹다 보면 피부가 뽀얘지는 것이죠. 이런 이유로 미백을 위한 화장품에는 비타민C를 함유한 제품들이 많은 것입니다.

●●●● **백색, 신맛, 메가용법**

비타민C 보조제를 한 번도 먹어 보지 않은 사람은 거의 없을 것입니다. 그만큼 비타민C를 이용한 영양 보조제는 많죠. 최근에는 음료도 비타민C를 다량 포함한 제품들이 나오면서 시장을 넓혀가고 있습니다. 그러나 진료실에서 만나는 대부분의 사람은 비타민C 고용량 요법에 대한 정확한 복용법을 알고 있지 않습니다. 그만큼 비타민C 고용량 요법은 잘 알려지지 않았고, 그 효능에 대해 아는 사람도 많지 않습니다.

"비타민C는 평소에 많이 먹는데요?"
"제가 말씀드리는 비타민C 메가 요법은 용량이 다릅니다."

"용량이요? 지금 제가 먹는 비타민C와는 어떻게 다른가요?"

"시중에 나오는 비타민C 알약의 용량은 보통 0.5g이나 1g 정도입니다. 그러나 메가 요법에서는 적게는 3g에서 많게는 10g 이상까지 분말로 된 것을 사용합니다."

"저도 분말로 된 비타민C를 먹어봤는데요. 새콤달콤하고 맛있는 거요."

"지금 시중에서 비타민C라고 팔리는 분말들은 거의 다 순수 비타민C가 아닙니다. 맛을 내기 위한 감미료와 노란색을 내기 위한 식용색소가 다량 포함되어 있죠. 그리고 비타민C의 용량도 0.5g이 안 됩니다."

"그럼 감미료와 식용색소가 섞여 있지 않은 비타민C도 있나요?"

"그렇습니다. 순수한 비타민C는 노란색이 아닙니다. 그리고 단맛도 없습니다. 백색 분말이고, 물에 녹이면 투명한 액체가 됩니다. 그리고 아주 신 맛이 나죠."

"1g짜리 알약으로 나오는 것이 있던데, 그 알약을 하루에 여러 알 먹으면 되지 않나요?"

"한 알에 1g짜리 알약을 여러 알 먹으면 하루 섭취 용량으로는 적당할 수 있습니다. 그렇지만 알약은 순수한 비타민C 가루를 딱딱하게 만들기 위해서 고형제를 사용합니다. 메가 요법에서 필요한 용량만큼 섭취하기 위해 여러 알을 먹어야 한다면 너무 많은 고형제를 먹게 되는 셈이죠. 그러면 위장장애를 일으킬 수도 있습니다. 그래서 메가 요법을 위해서는 다른 것이 섞이지 않은 순수한 비타민C 분말을 먹는 것이 가장 좋습니다."

"그럼 저는 하루에 몇 g을 먹는 게 좋을까요?"

"우선 9g으로 시작하는 것이 좋을 것 같습니다. 3g짜리 1포를 하루에 3번 드시고요. 물을 충분히 드시는 것이 좋습니다."

"비타민C를 많이 먹으면 속이 아프진 않을까요?"

"비타민C의 산도가 위산보다 약하기 때문에 문제는 없지만, 위가 예민한 분들은 속이 쓰리다고 느낄 수도 있습니다. 그래서 빈속에는 드시지 마시고, 식사 중이나 후에 드시고 평소에 물을 충분히 마시는 것이 좋습니다."

"또 다른 문제는 없나요?"

"비타민C를 고용량으로 드시다 보면 배에 가스가 차고 방귀를 많이 뀌는 현상이 생깁니다. 그러나 그것은 염려하지 않으셔도 됩니다. 누구에게나 일어나는 자연스러운 현상이고 가스 배출은 많이 하는 것이 좋습니다. 그런데 혹시 설사를 하게 된다면 용량을 줄이는 것이 좋습니다. 설사를 한다는 것은 장에서 흡수되는 용량을 넘어섰다는 의미이기 때문입니다. 그래서 설사를 하지 않는 용량까지만 드시는 것이 좋습니다."

"얼마 정도 먹어야 설사를 하나요?"

"그 용량은 사람마다 다릅니다. 사람마다 비타민C 요구량이 모두 다르기 때문이죠. 그래서 어떤 사람은 하루에 3g만 먹어도 설사를 하는가 하면, 어떤 사람은 하루에 12g을 먹어도 설사하지 않는 사람이 있습니다. 중요한 사실은 설사를 하지 않는다면 비타민C가 모두 흡수되고 있다는 뜻이고, 설사를 한다는 것은 용량이 초과된 것이므로 조금 줄이는 게 좋다는 것입니다. 몸의 상태에 따라서도 다릅니다. 몸 상태가 좋을 때는 하루에 3g만 먹어도 설사를 하는 사람이 컨디션이 안 좋아서 비타민C 요구량이 많아지면 설사를 하지 않을 수도 있습니다."

이처럼 비타민C 고용량 요법을 제대로 시도하기 위해서는 몇 가지 주의사항이 있습니다. 먼저, 비타민C는 하루 3~4번에 걸쳐 나눠 먹는 게 좋습니다. 이는 비타민C가 작용하는 시간이 길지 않기 때문이죠. 그래서 6~8시간마다 챙겨 먹는 것이 좋습니다. 그리고 되도록 빈속에 먹지 않고, 식사 중 또는 식후에 바로 먹는 것이 좋습니다. 또한, 비타민C만 단독으로 많이 섭취하는 것보다 다른 영양소까지 챙기는 것이 훨씬 좋습니다.

비타민C에는 아직도 우리가 알지 못하는 효능들이 많을 것입니다. 그러나 지금까지 알려진 것만으로도 우리는 비타민C를 충분히 활용할 수 있습니다. 비타민C 메가 요법이 전통 현대의학에서 받아들여져 실제 질병 치료에 접목될 수 있기를 간절히 바라봅니다.

●●●● 여전히 벗겨지지 않은 누명

몇 년 전, 우리나라에서 비타민C에 대한 아주 굵직한 연구가 발표되었습니다. 이 연구는 암 환자를 대상으로 한 것이었습니다. 이들은 39명의 말기 암 환자들을 대상으로 1주일에 2번씩 비타민C 10g을 주사로 투여했습니다. 하루에 4g의 비타민C도 복용하도록 했죠. 그 결과, 비타민C를 섭취한 암 환자들에게는 여러 가지 증상의 호전이 있었습니다. 먼저, 신체적, 감정적, 인지적 능력이 향상되었고, 피로, 구토, 통증, 식욕부진 등의 증상이 현저하게 감소하면서 전반적으로 건강 상태가 좋아졌습니다.

이런 연구 결과가 언론에 보도되는 것을 보면서 저는 만감이 교차했습니다. 비타민C 고용량 요법을 환자들에게 자주 사용하는 의사로서 오래전 세상을 떠들썩하게 했던 기사를 떠올리게 되었습니다.

2001년 어느 여름날, 우리나라의 대표적인 방송사와 굴지의 신문사들은 하나같이 비타민C의 유해성에 대해서 크게 보도했습니다. 모 방송사는 '비타민 보충제, DNA 손상 가능'이라는 제목으로 이 내용을 보도했고, 신문사들은 '비타민C가 암 유발할 수도', '비타민C 과잉복용 땐 유전자 손상시킬 수도'라는 선정적인 제목으로 국민들의 눈길을 잡아끌었습니다. 이런 기사를 본 대부분의 사람들은 비타민C를 독극물로 느끼게 되었죠.

그러나 이런 기사에 대한 진위 여부를 확인하기 위해 문제의 논문을 파헤친 비타민C 권위자 하병근 박사의 이야기를 들어보면 참으로 기가 막힐 뿐입니다. 문제의 논문은 2001년 6월 15일에 발간된 〈사이언스Science〉지에 실려 있습니다. 그러나 비타민C가 암을 유발할 수도 있다는 기사의 시작이 된 이 논문 어디에도 비타민C가 암을 유발할 수 있다고는 적혀 있지 않았습니다. 그리고 이 논문의 책임 연구자인 이안 블레어Ian Blair는 전화 인터뷰에서 "절대 비타민C가 암을 발생시킨다고 말하지 마십시오"라고 말했다고 합니다. 연구자의 의도와는 전혀 다른 기사가 보도된 것이죠.

그리고 이 논문은 생물학 논문도, 의학 논문도 아닙니다. 이 논문은 단지 시험관에서 지방이 비타민C에 반응하는 모습을 관찰한 화학반응 논문일 뿐입니다. 이 실험은 인체 실험의 결과가 아니었습니다. 동물실험도 물론 아니었습니다. 세포나 DNA를 이용한 실험도 절대 아니었습니다. 단순히 생체나 혈액 속에 존재하는 물질들을 모두 배제하고 행해진 시험관 속의 실험일 뿐이었습니다. 그리고 이들이 시험관에서 진행한 화학반응은 몸 안에서는 일어날 수 없는 것들이었습니다.

이런 비타민C의 누명은 아직도 모두 벗겨지지 않았습니다. 일부 학자들은 고용량의 비타민C가 몸으로 전혀 흡수되지 않는다고 주장합니다. 그렇다면 고용량 요법의 효과는 모두 거짓일까요? 더욱더 안타까운 것은 여러 기관에서 공식적으로 권고하는 비타민C의 하루 치 요구량이 100~200mg(0.1~0.2g)이라는 것입니다. 이 용량은 비타민C 결핍에 의한 괴혈병을 예방할 수 있는 최소의 용량입니다.

우리는 비타민C를 이용해 세포의 기능을 최대로 끌어 올릴 수 있습니다. 결핍증을 예방하는 최저 용량만을 섭취하는 것으로는 절대 세포 기능을 최상의 상태로 유지할 수 없습니다. 현재 비타민을 비롯한 영양치료는 과거에 결핍증을 예방하는 정도의 소극적인 개념에서 세포의 기능을 최적화하고 질병을 치료하는 적극적인 개념으로 변화하고 있습니다. 우리 몸의 모든 세포는 적극적인 비타민 영양 요법을 간절히 기다리고 있는 것입니다.

●●●● 코로나와 비타민

2020년 12월, 국제 저명 학술지인 영양학 저널에 코로나와 비타민C에 대한 논문이 하나 실렸습니다. 이 논문은 비타민C가 호흡기 감염, 패혈증, 그리고 코로나의 보조 치료법으로 어떤 도움이 될 수 있을까에 대한 내용입니다. 리뷰 논문이기 때문에 임상실험을 직접 하지는 않았지만 다른 임상실험 연구들을 모아서 학술적으로 검토하고 결론을 내리는 연구 방식을 택하고 있었죠. 이 논문에서 리뷰된 여러 임상논문들 중에서 몇 가지만 살펴보도록 하겠습니다.

먼저, 2020년 5월에 나온 논문을 살펴보면 미국 중환자실에서 치료받고 있는 코로나 환자 21명을 대상으로 검사해본 결과, 이들 모두 비타민C가 아주 부족한 상태였다고 합니다. 21명의 환자 중 결국 10명이 사망했는데 생존한 11명의 비타민C 수치가 더 높았다고 하죠.

또 다른 논문에서는 미국 코로나 환자 17명을 치료한 경과를 보여주고 있습니다. 중증환자들을 대상으로 비타민C를 정맥주사로 투여했는데, 그 결과 비타민C 투여 후에 염증 표지자 수치가 현저히 감소하고 사망률도 감소했다고 합니다. 때문에 연구자들은 코로나 중증도에 따라서 비타민C 정맥주사 치료를 고려해야 한다고 주장하고 있습니다.

이외에도 캐나다에서는 코로나 환자 800명을 대상으로 비타민C 투여 시 장기 기능 장애 완화와 관련해 임상 3상을 진행 중이며, 중국에서는 코로나 중증환자 54명을 대상으로 7일간 하루에 약 24g 정도의 비타민C를 투여했더니 사망률이 유의미하게 감소했다는 연구 결과가 있었습니다.

이런 여러 임상논문들을 학술적으로 리뷰한 후, 저자들은 이렇게 결론을 내리고 있습니다.

"비타민C는 코로나 19 감염의 예방과 개선, 그리고 중환자 치료의 보조 치료제로써 잠재적 치료 후보입니다. 현재까지 밝혀진 증거를 보면 경구 비타민C를 하루에 2~8g 섭취하는 것은 호흡기 감염의 발생률과 지속시간을 줄일 수 있다는 것입니다. 또 정맥주사로 맞는 비타민C는 하루에 6~24g을 투여해서 사망률을 감소시킬 수 있었고, 또한 심각한 호흡기 감염으로 생긴 기계적 인공호흡의 시간도 줄일 수 있었습니다."

사실 비타민C와 바이러스성 호흡기 감염에 대한 연구는 오래 전부터 있어왔습니다. 그리고 이 분야에서 비타민C의 효능도 인정받아왔죠. 더군다나 비타민C는 비싸지 않으면서도 안전한 물질이기 때문에 보조 치료제로써 충분히 고려할 만한 물질입니다. 환자의 비타민C 상태를 체크해서 코로나 중증 환자들에게는 정맥 투여를, 경증 환자들에게는 경구 투여를 통해서 적절하게 치료할 수 있다면 긍정적인 성과가 있지 않을까 조심스레 생각해봅니다.

비타민D도 마찬가지입니다. 지금부터 소개할 연구는 스페인의 바르셀로나 연구진이 진행한 것으로 코로나 환자들에게 '칼시페디올calcifediol' 치료를 했을 때 그 결과가 어떻게 나타나는지를 보여주고 있습니다. 여기서 칼시페디올은 비타민D가 몸속에 들어와 대사되는 과정에서 나오는 비타민D의 대사물입니다. 한마디로 비타민D의 한 형태라고 보면 됩니다. 그래서 비타민D를 투여한 것과 같은 것이죠.

연구는 코로나로 병원에 입원한 환자 930명을 대상으로 했습니다. 그중에서 551명은 비타민D를 투여받았고 379명은 투여받지 못했습니다. 비타민D를 투여받은 그룹과 투여받지 못한 그룹이 어떤 결과를 가져왔는지 통계적으로 확인해보니, 투여받은 그룹 551명 중에서는 약 30명 정도, 그러니까 5.4% 정도가 중환자실까지 가게 되었고 투여받지 않은 그룹 379명 중에서는 약 80명, 그러니까 21.1% 정도가 중환자실까지 가게 되었습니다.

비타민D를 투여받은 그룹과 투여받지 않은 그룹 간 중환자실로 간 비율이 무려 4배나 차이가 난 것입니다. 사망자를 비교해보니 비타민D를 투여받은 551명 중에서는 36명이 사망하여 사망률이 6.5% 정도였고, 비타민D를 투여받지 않은 379명 중에서는 57명 정도가 사망하여 사망률이 약 15%였습니다. 결론적으로 코로나 환자에게 비타민D를 투여하면 사망률을 60%까지 낮출 수 있었다는 것입니다.

붓지도, 아프지도 않은
염증과 영양제의 비밀

● ● ● ● **보이지 않는 살인자**

2004년 2월, 〈타임스The Times〉의 표지에 이런 글귀가
실렸습니다.

'The Secret Killer(보이지 않는 살인자)!'

말만 들어도 끔찍합니다. 우리가 모르는 사이에 몸에 문제를
일으켜서 생명을 위협하는 무엇인가가 있다는 이야기죠. 그것은
우리가 평소에 느끼지 못하고 지내는 미세한 염증반응들입니다.

'염증'이란 말은 우리에게 친숙합니다. 우리 몸 어딘가에 염증이 생기면 그 부위가 붓고 아프죠. 종기가 생기거나 특정 부위가 곪는 것도 염증입니다. 또 감기에 걸려서 목이 아픈 것도 편도선에 염증이 생긴 것입니다. 우리가 많이 쓰는 병명들도 결국은 모두 염증을 의미하는 것들입니다. 예를 들어, 비염, 위염, 대장염, 맹장염, 신장염, 간염 등이죠.

이렇게 몸에 염증이 생기면 우리는 바로 그것을 알아차립니다. 우선 염증이 생긴 부위에 통증이 생기거나 그 부위가 빨갛게 부어오르기 때문입니다. 검사상에서 염증을 알아차릴 수 있는 여러 가지 염증 수치를 확인하고, 그 염증을 치료하기 위해 항생제를 사용하거나 소염제를 사용하기도 하죠. 이런 치료는 염증을 가라앉히는 데 아주 효과적입니다. 그러나 지금부터 이야기하려고 하는 '보이지 않는 살인자'는 우리가 생각하는 일반적인 염증과 다릅니다. 아무런 증상이 없기 때문에 우리는 잘 알지 못하죠. 일반적인 염증반응검사에서도 나타나지 않기 때문에 특별한 검사를 해야만 알 수 있기도 합니다. 그런데 문제는 모든 사람의 몸에서 이런 염증이 일어난다는 것입니다. '보이지 않는 살인자'라고 불리는 이 염증은 증상을 전혀 느끼지 못하는 상황에서 계속 일어나고 있습니다. 그런데 더 큰 문제는 이런 상황을 그대로 방치해두었을 때 염증이 아주 치명적인 질병으로 그 모습을 드러낸다는 것입니다. 심근경색증, 암, 치매와 같은 무서운 병들이죠.

그렇다면 눈에 보이지 않는 염증은 어디에서 나타나는 것일까요? 그것은 세포들의 미세한 염증반응입니다. 이렇게 미세한 염증반응이 우리 몸에 어떤 영향을 끼치는지에 대해서는 많은 연구가 이루어지고 있습니다. 미세염증이 꾸준히 계속되면 여러 가지 퇴행성 질병들을 일으킨다고 합니다. 또 다른 학자들에 의하면 이러한 미세염증이 노화에 의해 생기는 여러 가지 질환들의 중요 원인이 된다고 합니다.

이런 미세염증은 모든 사람에게 나타나지만, 사람에 따라서 그 정도가 다릅니다. 그러나 그 정도의 차이를 우리는 몸으로 느끼지 못하죠. 미세염증은 여러 번 말했듯이 '보이지 않는 살인자'이기 때문입니다. 평소에 이런 미세염증이 많은 사람은 여러 가지 질병에 걸릴 확률이 높아집니다. 그리고 그로 인한 노화도 빨리 진행되죠. 그렇다면 미세염증이 적은 사람들은 어떨까요? 반대로 여러 질병에 걸릴 확률도 낮아지고 노화도 늦출 수 있습니다. 그렇습니다. 우리는 미세염증을 최대한 낮추기 위해서 노력해야 합니다. 그러기 위해서는 이러한 미세염증이 어떻게 생겨나는지를 알고 이해하는 과정이 꼭 필요합니다.

● ● ● ● ● 약보다 중요한 건 오메가-3다?

우리는 염증을 치료하기 위해 약물을 사용합니다. 특히 항생제나 소염제를 사용해서 많은 염증 질환을 치료합니다. 그러나 미세염증은 이런 약을 사용하지 않습니다. 그렇다면 미세염증을 낮추기 위해서는 무엇을 사용해야 할까요? 결론부터 이야기하자면 정답은 그 이름도 유명한 '오메가-3 지방산'입니다. 약이 아닌 오메가-3라는 지방산으로 미세염증 반응을 낮출 수 있다는 사실이 놀랍지 않은가요? 이것을 이해하기 위해서는 미세염증이 생기는 과정을 알아야 합니다.

미세염증반응은 몸 안의 지방산들이 대사되는 과정에서 생깁니다. 지방산들은 여러 화학반응을 거치면서 대사되는데 이때 생겨나는 염증 물질들이 있습니다. 이 염증 물질에는 여러 종류가 있는데 어떤 종류는 염증을 일으키고, 어떤 종류는 염증을 억제합니다.

이런 염증 물질의 종류를 결정하는 것이 지방산의 종류입니다. '아라키돈산arachidonic acid'이라는 지방산이 있는데, 이것은 대사 과정에서 염증을 일으키는 물질들을 많이 만들어냅니다. 그런데 문제는 우리가 쉽게 먹는 거의 모든 음식에 이 아라키돈산이 들어 있다는 것입니다. 특히 인스턴트 식품에 들어 있는 지방산

중에 아라키돈산이 큰 부분을 차지합니다. 그래서 지금 우리 몸 안에는 아라키돈산이 너무나 풍부하죠.

반대로 오메가-3 지방산은 대사 과정에서 염증을 줄여주는 물질들을 많이 만들어냅니다. 그래서 오메가-3 지방산으로 미세염증을 낮출 수 있는 것입니다. 여기서 가장 중요한 것은 아라키돈산과 오메가-3의 비율입니다. 현대인들의 식사습관에 의하면 오메가-3보다 아라키돈산의 섭취가 10~20배가량 높다고 알려져 있습니다. 가장 이상적인 비율은 아라키돈산과 오메가-3의 비율이 1:1이 되는 것이고, 최소한 4:1 정도까지는 되도록 노력해야 합니다.

그렇다면 오메가-3는 무엇일까요? 우리가 많이 알고 있는 EPA_{eicosapentaenoic acid}, DHA_{docosa hexaenoic acid}가 그것입니다. 오메가-3는 현재까지 연구된 영양소 중에서 가장 많은 논문이 발표된 것 중 하나입니다. 1966년부터 현재까지 오메가-3가 건강에 이롭다는 사실을 입증하는 논문은 10만여 편에 이릅니다. 미국 FDA에서는 '오메가-3는 심혈관질환의 예방에 효과적이다'라는 문구를 사용할 수 있도록 허용하기도 했습니다. 그만큼 오메가-3의 효과는 널리 알려져 있습니다.

미세염증을 줄이는 것은 혈관에도 중요한 역할을 합니다. 혈관을 막는 치명적인 동맥경화증도 출발은 미세한 염증에 의한 것이기 때문입니다. 오메가-3는 심혈관질환에도 이로운 효과가 있습니다. 2002년도에 발표된 논문 중 하나는 오메가-3가 심혈관 건강에 미치는 효과를 다루고 있습니다. 논문을 살펴보면, 오메가-3는 급사의 확률을 줄이고 부정맥을 감소시킨다고 합니다. 중성지방과 혈압을 낮추는 효과도 입증되었습니다. 이처럼 오메가-3는 여러 가지 원리에 의해 심혈관질환을 예방하는 데 도움을 줄 수 있습니다.

오메가-3는 심혈관질환 외에도 미세염증에 의해 생길 수 있는 여러 가지 질병에 효과적이고, 예방에도 도움을 줍니다. 오메가-3의 효능에 대한 많은 논문을 살펴보면 염증성 장 질환에도 효과적인 것을 확인할 수 있습니다. 류마티스, 퇴행성 관절염에도 효과적이며, 피부에도 좋다고 합니다. 특히 건선, 여드름, 아토피와 같은 피부질환 치료에도 도움이 됩니다. 지금부터는 제가 오메가-3를 깊이 공부하며 알게 된 또 다른 효능들에 대해서 설명해보려고 합니다.

세포막이 이렇게 중요한 줄 알았다면

사람은 대략 60조 개의 세포로 이루어져 있습니다. 우리 몸을 이루는 세포들은 아주 중요한 역할을 해내죠. 그리고 각세포들은 세포막으로 그 형태를 유지하고 있습니다. 세포막은 세포의 모든 기능을 원활하게 해주는 데 아주 중요한 역할을 합니다. 세포의 안과 밖의 중요한 정보들은 세포막을 통해서 전달되는데, 세포는 에너지를 가지고 있어서 그 에너지로 세포막의 미세한 구멍들을 조절합니다.

이렇게 중요한 세포막의 성분은 무엇일까요? 그것은 '인지질phospholipid'이라고 불리는 지방 성분입니다. 이 인지질이 어떤 지방으로 이루어지는가에 따라서 세포막의 기능이 결정되죠. 잘 알고 있듯이 지방은 크게 포화지방과 불포화지방으로 나뉩니다. 지방을 이루는 탄소들의 결합이 모두 단일결합이면 포화지방이고, 이중결합이 포함되어 있으면 불포화지방입니다. 그러나 이런 원리는 기억하지 않아도 좋습니다. 포화지방은 상온에서 고체나 반고체 상태인 지방으로 생각하면 됩니다. 소기름, 돼지기름 등 모든 동물성 기름과 버터, 쇼트닝, 라드lard, 식물성 기름 중 코코넛기름과 팜유 등에 다량 포함되어 있습니다.

반대로 불포화지방은 상온에서 액체 상태로 유지되는 기름입니다. 참치, 고등어 등의 생선 기름, 들깨 기름, 콩기름, 옥수수기름, 면실유, 콩기름, 해바라기씨 기름, 올리브 기름, 땅콩 기름, 카놀라유 등에 많이 포함되어 있습니다.

만약 우리가 포화지방만을 섭취하면 어떻게 될까요? 우리 몸의 모든 세포가 포화지방을 이용해서 세포막을 만들어낼 것입니다. 그럼 포화지방 때문에 세포막은 유연성이 떨어지고 단단해질 것입니다. 그리고 세포막을 통해 이루어져야 하는 세포 안과 밖의 정보교환과 영양물질의 이동에 문제가 생길 것입니다. 이런 현상은 세포의 기능을 크게 떨어뜨릴 것입니다.

에너지를 만들어내는 기능에도 문제가 발생합니다. 세포가 열을 내는 난로라면 열을 내기 위해서는 반드시 연료가 필요하겠죠. 이 연료에 해당하는 것이 단백질, 탄수화물, 지방과 같은 거대 영양소입니다. 그러나 연료만 있다고 해서 난로가 열을 잘 내는 것은 아닙니다. 연료가 효율적으로 잘 탈 수 있도록 도와주는 것들이 바로 비타민과 미네랄 같은 미세 영양소입니다. 그래서 세포 안에는 미세 영양소도 충분히 있어야 하는 것이죠.

그런데 우리가 아무리 미세 영양소를 충분히 섭취한다고 해도 그것이 세포 안으로 들어가지 못한다면 아무 소용이 없습니다. 유연성이 떨어진 세포막은 이런 문제를 일으키죠. 많은 영양소가 이렇게 유연성이 떨어져서 단단해진 세포막을 통과하기는 쉽지 않습니다.

불포화지방도 세포막에 충분히 유지되어 있어야 세포막의 유연성을 잘 유지할 수 있습니다. 그리고 세포막의 기능을 잘 유지해서 세포 안과 밖의 정보를 전달하고, 여러 가지 영양소들을 세포 안으로 들어오게끔 하죠. 그래서 우리는 불포화지방도 적절하게 섭취해야 합니다. 이 불포화지방 중에서도 미세염증을 줄여줄 수 있는 것이 바로 오메가-3 지방산인 것입니다.

우리는 이제 오메가-3를 다시 알게 되었습니다. 지금까지는 오메가-3가 심장병이나 혈관에 좋다는 것만 어렴풋이 알고 있었을 것입니다. 그러나 이제는 명확하게 알게 되었죠. 오메가-3는 미세염증을 줄여줍니다. 그래서 심혈관질환을 예방해줍니다. 미세염증으로 인해 생기는 모든 질환과 노화까지도 예방하죠. 그리고 가장 중요한 작용은 세포막의 기능을 살린다는 것입니다. 세포막이 단단해지는 것을 막아서 세포의 기능을 높여줍니다. 그리고 세포의 에너지 생성에 도움을 줍니다. 오랫동안 이어진 피로에 활력을 잃은 이들에게 오메가-3는 한마디로 한 줄기 빛이라고 할 수 있겠네요.

미국인이 암에 잘 걸리는 이유

오메가-3가 세포의 기능에 얼마나 큰 영향을 미치는지를 잘 알려주는 몇 가지 의미있는 연구 결과들이 있습니다. 1970년, 영국에서 진행했던 실험입니다. 8마리의 원숭이에게 다른 지방은 전혀 주지 않고 옥수수기름만을 주었죠. 옥수수 지방에는 오메가-6가 풍부한 데 반해 오메가-3는 거의 들어 있지 않습니다. 옥수수기름과 다른 영양소들은 충분히 공급하면서 2년이 지나자 8마리의 원숭이들에게 모두 이상한 변화가 생기기 시작했습니다. 원숭이 2마리는 장에 염증이 생겨서 만성적인 설사를 하게 되었고, 또 다른 2마리는 정신병이 생겨서 자신의 몸을 물어뜯었습니다. 그리고 모든 원숭이의 머리에 비듬이 생기고 털이 빠지기 시작했습니다. 결국 4마리의 원숭이는 죽고 말았죠. 이때 실험을 중단하고 살아남은 4마리의 원숭이에게 오메가-3를 충분히 공급하자 2개월이 지난 후에 4마리는 모두 정상으로 회복되었습니다.

1976년에도 재미있는 실험이 있었습니다. 이번에는 쥐를 대상으로 한 실험입니다. 쥐를 두 그룹으로 나누어서 똑같은 영양소를 공급하면서, 단지 지방의 공급원만 다르게 했습니다. 한 그룹은 오메가-3가 부족한 잇꽃safflower 기름을 먹었고, 다른 그룹은 오메가-3가 어느 정도 들어 있는 콩기름을 먹인 것이죠. 그리고 얼마 지나지 않아서 잇꽃 기름을 먹은 쥐들은 콩기름을 먹은 쥐들보다 미로 찾기에 대한 학습 능력이 현저하게 떨어진다는 것을 확인할 수 있었습니다.

오메가-3의 부족 현상에 대한 사례는 또 있습니다. 1982년, 복부에 총상을 입고 병원에 입원하게 된 소녀의 이야기입니다. 그녀는 수술을 받게 되었고 수개월 동안 입으로 음식을 먹을 수가 없는 상황이었습니다. 그래서 그녀의 주치의와 영양사는 정맥을 통해서 모든 영양소를 공급해야만 했습니다. 영양사는 그녀에게 필요한 모든 칼로리를 계산하고 필수 영양소들을 완벽하게 준비했습니다. 그러나 지방의 공급원으로 오메가-3가 부족한 잇꽃 기름을 사용한 것이죠. 소녀는 어느 정도 회복이 되었지만, 2개월이 지나면서 시력이 희미해지고 자주 비틀거렸습니다. 신경 반사에 문제가 생기는 등 여러 가지 증상들도 나타났습니다. 그러나 잇꽃 기름을 콩기름으로 바꾸고 몇 주가 지나자 그녀가 가지고 있던 모든 신경학적 증상들은 다시 정상으로 회복되었습니다.

여러 실험에서 증명되듯이 오메가-3는 세포 기능을 높이기 위해 아주 필수적입니다. 오메가-3는 생선 기름에 많이 들어 있기 때문에 생선 섭취를 자주 하는 것이 좋습니다. 오메가-3가 가장 많이 들어 있는 식물성 기름은 아마과의 한해살이풀인 아마에서 짜낸 아마씨유이고 한국에서도 쉽게 접할 수 있는 들깨에도 오메가-3가 많이 들어 있습니다.

생선을 많이 섭취하는 일본 사람들을 예로 들어보겠습니다. 일본은 불과 40년 전만 해도 심장병이나 유방암, 대장암, 전립선암이 매우 드물었습니다. 그 이유는 전통적인 일본인들의 식단 덕분이죠. 일본 사람들은 오메가-3가 많이 들어 있는 고등어나 연어 같은 생선을 많이 먹었습니다. 그뿐 아니라 섬유질이 풍부한 식물들을 많이 먹었죠. 그러나 재미있는 사실은 미국에 살고 있는 일본인들은 달랐다는 것입니다. 그들은 심장병이나 대장암의 발생률이 미국인들처럼 높았고, 현대 식단에서 발생하는 다양한 질환들을 앓고 있었습니다.

식단이 현대적으로 바뀌면서 이런 현상은 모든 사람에게 일어나고 있습니다. 정신 건강에서도 예외는 없습니다. 암, 당뇨병, 심장병뿐 아니라 여러 가지 정신질환도 늘어나고 있는 것이죠. 하지만 이런 질병들은 섬유소, 미네랄, 비타민, 그리고 오메가-3 지방산이 풍부하게 들어 있는 음식을 먹는 사람들에겐 아주 드물게 발생한다는 것이 통계적으로 이미 증명되었습니다.

30대 여성에게도, 4살 아들에게도 필요한 영양소

항상 피로감을 호소하던 30대 중반의 여성 환자가 있었습니다. 그녀에게는 자주 두통이 찾아왔고 생리통도 심했습니다. 항상 손발이 차가웠고, 혈압도 조금 낮은 편이었습니다. 이런 증상은 수년 전부터 지속되었지만 그녀는 병원에서 진행한 여러 검사에서 특별한 원인을 찾지 못했습니다. 증상이 결혼 전부터 있던 것은 아니었습니다. 아이를 낳은 후부터 이런 증상들이 생겼다고 했죠. 생리 때마다 찾아오는 두통은 특히나 그녀를 괴롭혔습니다. 그 증상 때문에 대학병원 신경과에서도 진료를 받았지만 편두통으로 진단받고 증상이 심할 때 먹을 수 있는 약만을 처방받았다고 했습니다. 그러나 그녀는 약 먹는 것을 싫어했습니다. 약을 먹으면 소화가 안 되는 위장장애가 있었기 때문입니다. 그래서 위장 보호제와 소화제를 함께 복용하였으나 큰 효과는 없었다고 했습니다.

제가 그녀를 처음 만났을 때 떠올랐던 영양 처방은 마그네슘과 비타민B군이었습니다. 특히 비타민B6는 생리에 의한 여러 가지 통증 완화에 도움이 됩니다. 저는 그녀에게 비타민B군 복합체와 마그네슘이 풍부하게 들어 있는 맥주 효모 추출물을 권했습니다. 몇 개월이 지난 후 그녀의 피로감은 조금 호전되었지만, 생리 때의 두통은 여전했습니다. 저는 다시 그녀의 식단을 파악해보았습니다. 그리고 그녀의 식단에서 오메가-3가 절대적으로 부족하다는 것을 깨달았습니다. 저는 바로, 생선 기름으로 만든 오메가-3 보조제를 추가했습니다. 그리고 2개월 후, 그녀의 생리통과 두통은 점차 줄어들기 시작했습니다.

한 번은 제가 잘 알고 지내는 후배 의사가 자신의 아들에 대한 문의를 한 적이 있습니다. 아이는 어린이집에 다니고 있었는데 한시도 가만있지 못하는 아이였죠. 다른 아이들과 싸우거나 선생님 말씀에 집중을 못 하고, 불안정한 심리 상태를 보인다고 했습니다. 후배 의사는 소아정신과에 가봐야 할 것 같다고 했죠. 아이들의 이런 문제는 주의력결핍증과 관련이 있습니다. 저는 우선 아이의 식단을 검토해보기로 했습니다. 아이는 설탕이 많이 들어 있는 인스턴트 식품을 자주 먹고 있었습니다. 특히 청량음료를 자주 마셨습니다. 청량음료에는 인산phosphoric acid이 많이 들어 있죠. 인산도 물론 몸에서 중요한 역할을 하는 미네랄이지만, 너무 많이 섭취하면 신장을 통해서 배설됩니다. 그런데 배설되는 과정에서 칼슘과 결합되어 배설되죠. 그래서 청량음료를 많이 먹는 사람은 칼슘 부족 현상이 올 수 있습니다.

칼슘을 우리는 흔히 뼈에 대한 영양소로만 생각하지만, 사실은 칼슘이 우리 몸에서 하는 역할은 수백 가지입니다. 특히 신경 전달에 관련된 역할은 매우 중요합니다. 신경전달물질들이 제대로 역할을 수행하기 위해서는 칼슘이 필수적입니다. 저는 그 아이에게 종합적인 비타민 프로그램뿐 아니라 충분한 칼슘을 섭취시켜야겠다고 생각했습니다. 그리고 반드시 오메가-3를 함께 섭취할 것을 권장했습니다.

오메가-3와 주의력결핍증의 관계에 대한 연구들도 물론 있습니다. 주의력결핍증이 없는 아이들과 비교해보았을 때, 주의력결핍증이 있는 아이들은 혈중에서 오메가-3인 DHA가 많이 부족했습니다. DHA는 눈과 대뇌피질이 정상적으로 작동하는 데 필요합니다. 대뇌피질은 논리력이나 기억력처럼 고도로 발달된 기능을 담당하는 부분입니다. 그리고 주의력결핍증은 남아에게서 더 흔하게 나타나며, 출산 전후에 남아가 오메가-3를 더 많이 필요로 합니다.

우리나라도 주의력결핍증 어린이는 증가하는 추세입니다. 이러한 증가 추세는 패스트푸드나 트랜스 지방산이 포함되어 있는 가공식품의 급격한 사용 증가 시기와 일치하는 것으로 보여집니다. 트랜스 지방산은 오메가-3의 자리를 대신 차지하여 필수 지방산이 우리의 몸에서 일하는 것을 어렵게 만듭니다. 트랜스 지방산은 DHA와 다른 필수 지방산의 혈중 농도를 떨어뜨리기도 하죠.

저는 그 아이에게 다른 영양소뿐 아니라 오메가-3가 절실히 필요하다고 느꼈습니다. 충분한 비타민 프로그램과 함께 칼슘, 그리고 오메가-3를 먹기 시작한 후 약 2개월이 지났을 때, 후배 의사는 아이의 증세가 몰라보게 좋아졌다고 했습니다. 어린이집의 선생님들도 많이 달라진 아이에게 놀랐다고 말했습니다.

우리는 다행히도 오메가-3의 효능을 잘 알고 있습니다. 그리고 수많은 연구도 진행되고 있습니다. 제가 영양치료를 공부하면서 오메가-3의 효능을 뼈저리게 느낀 후로는 모든 영양치료를 필요로 하는 환자들에게 오메가-3를 권하고 있습니다. 오메가-3는 미세염증을 억제하는 효과뿐 아니라 다른 영양소들이 제대로 작용할 수 있도록 해주는 바탕이 되는 영양소입니다. 그러나 무엇이든 예외가 있듯이 질병으로 항응고제를 먹고 있는 환자들은 오메가-3를 사용하기 전에 반드시 주치의와 상담을 해야 할 것입니다.

그렇다면 오메가-3를 고를 때 꼭 확인해봐야 할 사항은 무엇일까요? 첫째로, 항산패 오메가-3를 골라야 한다는 것입니다. 오메가-3와 같은 기름은 온도나 습도에 의해서 산패되기가 쉽습니다. 그러나 산패된 오메가-3를 먹는 것은 영양소가 아니라 독을 먹는 것이나 다름없죠. 1알씩 포장된 오메가-3를 구입하는 것이 하나의 방법이겠습니다. 다음으로, 형태와 원료사를 보는 것이 굉장히 중요합니다. 오메가-3는 분자구조에 따라서 TG폼, EE폼, rTG폼이 있는데, 그 중에서 가장 좋은 형태의 원료는 rTG폼입니다. 체내 흡수율이 더 좋은 분자형태인 것이죠. 원료사를 확인하는 것도 중요합니다. 오메가-3가 국산 제품이라 하더라도 원료는 수입해서 쓰는 경우가 많기 때문에 어떤 원료사 제품을 수입해서 사용하는지를 확인해보는 것이 좋습니다. 마지막으로, 오메가-3의 함량을 확인해봐야 합니다. 한국식약처 기준으로 EPA와 DHA의 합이 몇 g인지 확인해보면 되는데, 하루 기준으로 살펴봐야 합니다. 이 경우, 혈중 중성지질 개선, 혈행 개선, 기억력 개선, 건조한 눈 개선 등 오메가-3의 다양한 기능성을 바탕으로 하루 1,000mg 이상을 선택하는 것이 적절합니다.

영양제의 경우, 워낙에 종류가 다양하기 때문에 이렇듯 주요한 기준 몇 가지를 놓고 살펴보면 훨씬 수월하게 꼭 필요한 영양소를 섭취할 수 있습니다.

잘 먹고, 많이 먹는데도
여전히 피곤한 이유

●●●● **"이 영양제 먹으면 살찌는 것 아닌가요?"**

흔히 영양제에 살이 찌게 하는 칼로리가 들어 있다고
생각하는 사람들이 많습니다. 그러나 영양제 안에 들어 있는 영
양소에는 칼로리가 없습니다. 우리는 칼로리와 영양소에 대해 정
확히 이해해야 합니다. 그러면 오히려 살을 빼는 데 영양소가 필
요하다는 것을 알게 될 것입니다.

사람은 음식을 먹어야 살 수 있죠. 음식에 들어 있는 영양소들
은 소화 과정을 거쳐 장을 통해 흡수되어 신체에서 에너지를 만
들어내는 원동력이 됩니다. 그런데 음식 속에 들어 있는 영양소

에는 여러 가지 종류가 있습니다. 앞에서도 언급했듯이 영양소를 크게 2가지로만 분류하면 거대 영양소macronutrient와 미세 영양소micronutrient로 나눌 수 있습니다.

대표적인 거대 영양소는 탄수화물, 지방, 단백질입니다. 이 거대 영양소는 칼로리를 가지고 있습니다. 우리가 먹는 이 칼로리들은 인체로 들어와 세포 내에서 매우 복잡한 화학반응을 거쳐 에너지를 만들어냅니다. 에너지를 만들어내기 위해서 칼로리를 가지고 있는 거대 영양소는 필수적입니다.

그렇다면 미세 영양소는 무엇일까요? 미세 영양소는 거대 영양소가 에너지로 바뀌는 과정에서 화학반응이 잘 이루어지도록 도와주는 영양소입니다. 우리가 잘 알고 있는 비타민, 미네랄 같은 것들이죠. 이것들은 칼로리를 가지고 있지 않습니다. 그러나 칼로리를 에너지로 바꾸는 데 중요한 역할을 합니다.

앞에서 잠깐 언급했던 난로와 연료 이야기를 자세히 해보겠습니다. 제가 어렸을 때에는 먹을 것이 풍족하지 않았습니다. 그 시절에는 도시락을 싸서 학교에 가면 반찬의 종류에 따라서 그 가정의 경제력을 가늠할 수 있었습니다. 반찬으로 소시지나 햄을 싸 온 아이는 부러움의 대상이었고, 그런 반찬을 하나라도 더 얻어먹기 위해 그 친구와 친하게 지내려고 접근하기도 했었습니다.

한겨울에는 교실 한가운데에 조개탄을 연료로 사용하는 난로를 피우고, 그 난로 위에 도시락을 올려놓곤 했었습니다. 만약 난로 당번을 맡는다면 아침에 등교해서 난로에 불을 붙이고, 조개탄을 이용해서 난로의 열기가 최대한 오래 지속될 수 있도록 조절해야 했습니다. 먼저, 불에 잘 타는 마른 종이에 성냥으로 불을 붙여서 불씨를 만들고, 조심스럽게 조개탄을 넣으며 불을 붙입니다. 시간 조절을 해가면서 조개탄을 조금씩 넣고 중간중간에 이미 타버린 조개탄을 긁어내며 불이 잘 붙을 수 있도록 살펴야 했습니다. 그렇게 해주어야 난로는 뜨거운 열기로 하루종일 교실을 따뜻하게 만들어줄 수 있었습니다.

우리의 세포 역시 교실을 따뜻하게 만들어주는 난로와 같습니다. 그리고 칼로리를 만들어내는 단백질, 지방, 탄수화물이 난로의 연료인 조개탄인 것이죠. 연료가 있어야 열을 낼 수 있는 것처럼 우리 몸도 칼로리를 섭취해야만 에너지를 만들어낼 수 있습니다. 그러나 난로에 연료만 잔뜩 넣는다고 해서 열이 발생할까요? 절대로 그렇지 않습니다. 불을 붙이기 위해서는 마른 종이를 이용해 성냥으로 불씨를 만들어야 합니다. 적절한 산소도 공급되어야 하고, 지속적으로 열을 발생시키기 위해서 난로 당번이 꾸준히 노력해야 합니다. 이런 노력과 도구들이 세포에서는 바로 비타민, 미네랄과 같은 미세 영양소입니다.

우리는 몸속 세포들이 끊임없이 에너지를 발생시켜야만 살아갈 수 있습니다. 그리고 세포에서 에너지를 발생시키기 위해서는 칼로리가 반드시 필요합니다. 그리고 미세 영양소도 반드시 필요하죠. 칼로리와 미세 영양소 중에 1가지라도 부족하다면 에너지를 만들어내는 과정에 문제가 생깁니다.

과거 먹을 게 풍족하지 못했던 시절에는 칼로리의 섭취가 적었습니다. 간장에 밥을 비벼 먹던 그 시절에는 칼로리 부족으로 인한 영양실조가 꽤 많았습니다. 그래서 '영양실조'라는 말을 떠올리면 삐쩍 말라 기운이 없고 축 처진 모습을 상상하게 되는 것입니다. 그러나 지금은 다릅니다. 주변에 칼로리 높은 음식들은 널려 있죠. 많은 사람들이 오히려 과하게 많은 칼로리를 섭취하는 것이 문제가 되는 시대에 살고 있습니다. 그런데 더 큰 문제는 이렇게 칼로리가 높은 음식 속에 비타민과 미네랄 같은 미세 영양소는 턱없이 부족하다는 사실입니다.

현대인들은 과도한 칼로리와 부족한 미세 영양소의 불균형 속에서 살아가고 있습니다. 칼로리는 세포 안에서 빨리 에너지로 바뀌어야 합니다. 그런데 들어오는 칼로리에 비해 이것을 에너지로 바꾸는 데 필요한 미세 영양소는 부족해 빨리 연소되지 못하는 것이죠. 그래서 남은 칼로리는 몸에 축적되고 에너지는 발생시키지 못하는 상태가 되기 쉽습니다. 많은 현대인의 영양실조는 칼로리 부족이 아닌 미세 영양소의 부족 때문에 일어납니다. 지금 우리가 영양실조라는 말을 떠올린다면 뚱뚱한 사람이 기운 없이 처져 있는 모습을 떠올리는 것이 더 정확할 것입니다. '풍요 속의 빈곤'이라고 할 수 있죠.

이러한 '풍요 속의 빈곤' 현상은 현대인에게 활력이 없는 가장 큰 원인입니다. 식욕도 좋고, 잘 먹고, 살도 많이 찌는데 에너지는 떨어져서 기운이 빠지는 현상이죠. 그러나 이런 이유로 찾아오는 피로감은 그렇게 복잡하지 않습니다. 다른 증상이 동반되는 경우가 많지 않은 것이죠. 그리고 생활에 큰 지장을 주지는 않습니다. 하지만 일단 일상에 활력이 없기 때문에 일을 할 때 능률이 떨어집니다. 그렇게 되면 사회적으로 성과를 얻기 힘든 상황이 올 수 있죠. 그런데 문제는 이것으로만 끝나는 것이 아닙니다. 이러한 상황이 지속될 때 우리 몸에는 무서운 일이 벌어집니다. '대사증후군'이라는 무서운 질병이 찾아오는 것이죠.

대사증후군은 심각하고 흔한 질환입니다. 전문용어여서 어렵게 들리겠지만, 그 내용은 그리 어렵지 않습니다. 복부비만이 있고, 혈액에 기름이 많은 사람에게 흔하게 찾아오는 고지혈증과 당뇨병, 고혈압 등의 질병이 동반되는 질환을 우리는 대사증후군이라고 부릅니다. 자세한 진단기준이나 인슐린insulin에 관한 복잡한 내용은 알지 못해도 대사증후군이 어떤 상황에서 많이 생길 수 있는지는 쉽게 알 수 있을 것입니다. 이는 '성인병'이라는 말과도 통하는 부분이 있습니다.

과거에는 당뇨, 고혈압 등의 질환을 단순히 '성인병'이라고 불렀습니다. 그런데 비만으로 인한 고지혈증이 심각한 문제로 제기되었고, 이런 질환들이 인슐린 대사와 관계가 있다는 사실이 밝혀지면서 대사증후군이라는 말을 사용하게 된 것입니다.

대사증후군의 임상적 의미는 매우 중요합니다. 대사증후군으로 인해 혈관에 찌꺼기가 쌓이게 되면 동맥경화증이 생기게 되기 때문이죠. 현대의학은 동맥경화증으로 발생되는 문제에 대해 잘 알고 있습니다. 동맥경화증은 현대인의 대표적인 사망 원인 중 하나입니다. 현대의학에서 가장 중요하게 생각하는 동맥경화증을 예방하기 위해서는 대사증후군을 치료해야 합니다.

다시 칼로리와 영양소의 이야기로 돌아가서 생각해보겠습니다. 세포가 에너지를 효과적으로 만들어낸다면 대사증후군도 어느 정도 예방이 가능할 것입니다. 즉 '풍요 속의 빈곤'이 아닌 칼로리와 미세 영양소의 적절한 조화가 이루어진다면 대사증후군을 예방할 수 있고, 가장 무서운 동맥경화증의 발병 확률도 줄일 수 있는 것입니다.

세포의 에너지 발생에 문제가 있어서 생기는 만성피로는 단순히 활력 감소만을 의미하는 것이 아닙니다. 이런 상태가 지속되면 칼로리와 미세 영양소의 불균형으로 인해 세포의 능률이 떨어지고, 결국은 대사증후군으로 이어질 확률이 높아집니다. 이쯤 되면 만성피로를 우습게 볼 일이 아닌 듯하죠.

최근의 비만 치료에서도 미세 영양소는 아주 중요한 의미가 있습니다. 대부분의 사람은 살을 빼기 위해서 열심히 운동합니다. 운동을 하고 나면 에너지는 모두 소모되고 다시 에너지를 만들기 위해 음식을 먹어야 합니다. 축적되어 있는 지방을 에너지로 바꿔주어야 살은 빠질 것입니다. 그런데 실상은 그렇지 못합니다. 열심히 운동한 이들은 축적된 지방을 에너지원으로 사용하지 못하고, 다시 음식을 먹어야만 기운을 차립니다. 그 이유는 축적된 지방을 에너지로 바꾸는 과정에 반드시 필요한 미세 영양소가 부족하기 때문입니다. 그렇기 때문에 살을 빼기 위해서는 운동과 칼로리 감량 이외에 반드시 미세 영양소의 보충을 함께 해주어야 합니다. 지방을 에너지로 바꾸는 데 필수적인 미세 영양소의 보충은 최근 비만 치료에 있어 아주 중요한 처방이 되어가고 있습니다.

칼로리를 줄인다고 살이 빠지진 않는다

40대 중반의 여자 환자가 진료실을 찾아왔던 적이 있습니다. 과도한 비만은 아니었지만 과체중이었고 살을 빼고 싶어했죠. 그리고 항상 피곤하고 기운이 없다고 했습니다. 그녀는 밥을 많이 먹지 않는데도 살이 자꾸 찐다고 했습니다. 그 이야기를 듣고 저는 그녀에게 3일간의 식사일기를 적어 오라고 했습니다. 그녀의 식사일기에서 제가 발견한 것은 미세 영양소가 턱없이 부족하다는 사실이었습니다. 식사량은 적었지만 군것질이나 인스턴트 식품의 섭취가 많은 편이었습니다. 진찰 소견상 그녀의 얼굴은 약간 창백해 보였지만, 그 외에 특별한 이상 소견은 없었습니다.

저는 그녀에게 혈액 검사를 해보자고 제안했습니다. 만성적인 피로와 무기력감이 있을 때는 반드시 관련된 질병이 있는지를 먼저 확인해야 합니다. 계속되는 피로감은 대체로 질병 없이 나타나는 경우가 더 많으며 세포의 기능적인 문제로 인한 경우가 많은 것이 사실이지만, 기능적인 면만 생각해서 질병을 놓치는 우를 범해서는 안 되기 때문입니다. 우리는 이러한 피로감이 나타날 수 있는 일반적인 질병들에 대한 검사를 위해서 혈액 검사와 소변 검사를 진행했습니다. 그리고 그 결과에서 빈혈 소견을 찾아냈고, 그녀에게 빈혈의 의미를 이해시키는 데 많은 시간을 할애했습니다.

"저처럼 덩치 큰 사람이 빈혈이라니, 누가 믿겠어요?"

"네. 그렇지만 12 이상 되어야 정상인 혈색소 수치가 현재 9 정도로 나왔네요. 이것 때문에 많이 피곤하고 기운이 없으셨을 거예요."

"선생님, 그런데 지금까지 어지럽다는 느낌은 한 번도 없었는데요?"

"빈혈이 있다고 해서 다 어지러운 것은 아닙니다."

"보통 어지러우면 빈혈이라고 말하지 않나요?"

"보통 어지러움을 빈혈이라고 표현하는 사람들이 많이 있지만, 사실 어지러움과 빈혈은 엄연히 다릅니다."

"다르다고요? 어지러운 게 빈혈 아닌가요?"

"어지러움은 사람이 느끼는 하나의 '증상'입니다. 그렇지만 빈혈은 혈색소 수치가 정상보다 낮아진 '상태'를 말하죠. 빈혈은 증상이 아니라 혈색소가 부족한 상태입니다."

"아, 그렇군요."

"어지러움이 생기는 원인은 빈혈 말고도 여러 가지가 있습니다. 어지럽다고 무조건 빈혈은 아닌 것이죠. 오히려 지금처럼 빈혈이 있어도 어지러움은 느끼지 못하고 피곤하거나 무기력하다고 느끼는 경우도 많습니다."

"네, 그런데 저는 먹는 것도 잘 먹는데 왜 빈혈이 생겼을까요?"

"피가 부족해지는 원인은 아주 다양한데, 그 원인에 대한 더 자세한 검사가 필요할 것 같습니다."

이 여자 환자의 경우, 모든 검사에서 빈혈의 원인이 될 만한 특별한 질환은 발견되지 않았고, 단순한 철분 결핍성 빈혈로 진단되었습니다. 분명 이 환자도 영양실조입니다. 현대판 영양실조인 '풍요 속의 빈곤' 현상이죠. 칼로리는 매우 높지만 미세 영양소는 턱 없이 부족한 식사 패턴으로 오랫동안 지내온 것이 원인일 것입니다.

이제 해결책은 간단해졌습니다. 철분이 충분히 들어 있는 영양소를 공급하고 칼로리를 적게 섭취하는 것입니다. 특히 철분 흡수가 잘 되도록 비타민C를 충분히 보충해줘야 하죠. 그녀는 지금 몰라보게 건강해졌습니다. 철분과 영양소가 충분히 투여되면서부터 피로감이 점차 사라졌고, 기운이 난다고 했습니다. 칼로리를 줄이기 위해 식사량을 70%까지 감량했는데도 전혀 힘들어하지 않았습니다. 적절한 운동과 함께 근육량도 조금씩 늘어가기 시작했습니다. 운동을 하면서 지방을 에너지로 바꾸는 데 필요한 영양소들도 충분히 투여했습니다.

살을 빼기 위해 무조건 칼로리를 줄이고, 이 악물고 열심히 운동하던 시대를 생각하면 참으로 아찔할 때가 있습니다. 우리의 몸은 그렇게 단순하지 않습니다. 세포의 기능이 가장 적합한 상태가 될 수 있게 하는 치료가 비만을 치료하는 데도 반드시 필요합니다.

●●●● **산타클로스의 건강이 위험하다**

어느 겨울 아침, 60대 후반 고령의 환자가 저를 찾아온 적이 있습니다. 들어보니, 어제 친한 친구가 중풍으로 응급실에 실려 갔다는 것입니다. 친구의 모습을 보면서 자신도 지금까지 특별한 검진 없이 지내온 것이 마음에 걸려서 금식을 하고 아침 일찍 검사를 하러 온 것이었습니다. 푸근하게 나온 배와 풍채로 볼 때 한눈에도 그가 비만임을 알 수 있었습니다. 우선 그가 원하는 혈관질환의 위험성에 대한 검사를 시작했습니다. 검사 결과 고혈압과 당뇨병은 없었으나, 혈중 총 콜레스테롤이 높은 고지혈증 소견이 나왔습니다. 그리고 나쁜 콜레스테롤로 알려져 있는 LDL도 기준보다 높은 수치였습니다. 역시 높은 비만 수치$_{BMI}$를 보였지만, 다행히도 흡연은 하고 있지 않았습니다.

앞에서도 한 차례 설명했듯이 동맥경화증은 대표적인 혈관질환입니다. 동맥경화증은 혈관 안쪽 벽에 찌꺼기가 쌓여 혈관이 막히는 것으로 중풍을 일으키거나, 협심증, 심근경색증으로 급사의 원인이 되기도 합니다.

현대의학에서는 혈관질환의 예방을 위해 온갖 노력을 기울입니다. 혈관질환이 잘 생길 수 있는 조건을 미리 파악하고 치료하는 것입니다. 대표적인 것이 고혈압, 당뇨, 고지혈증, 흡연, 비만 등의 위험인자를 없애주는 치료입니다. 그는 고지혈증과 비만 소견만 있었기 때문에 고지혈증 치료를 시작하고, 비만 치료에 대한 계획을 세웠습니다.

물론, 저는 그것으로 그치지 않았습니다. 혈관질환을 예방하기 위해 더욱더 적극적인 기능의학적 치료 계획을 세우기로 했습니다. 그래서 혈관질환에 도움을 줄 수 있는 모든 영양소를 적극적으로 권했습니다. 우선 그 효력이 가장 잘 알려진 오메가-3 지방산을 많이 먹을 것을 권했습니다. 그리고 비타민B군과 마그네슘이 충분히 포함된 종합비타민 미네랄제와 코엔자임 큐텐도 먹을 것을 권했죠.

그리고 LDL에 대한 해결책도 잊지 않았습니다. 지금까지 모든 의사들은 LDL을 낮추는 것을 가장 큰 목적으로 치료를 하고 있습니다. 하지만 우리는 혈관이 막히는 병리학적 기전을 다시 한번 생각해봐야 합니다. 혈관내피의 아래쪽 공간에 있는 LDL이 활성산소와 만나 변형된 LDL을 만들고, 그 변형된 LDL을 청소하기 위해 몸의 정상적인 면역반응으로 백혈구가 나타납니다. 그러나 문제는 변형된 LDL이 많아지면 백혈구도 늘어나면서 염증반응을 일으키고, 이것이 혈관내피에 손상을 입힌다는 것입니다.

손상된 혈관내피는 다시 또 염증반응을 일으키게 되고, 결국 만성적인 염증반응이 일어나 혈관 벽에 단단한 '플라크plaque'라는 것이 생기면서 혈관을 좁아지게 만듭니다. 이런 병리학적 과정에 가장 큰 영향을 주는 것 중 하나가 바로 앞에서 설명했던 활성산소입니다. 이것은 순수한 LDL과 만나서 변형된 LDL을 만듭니다. 변형된 LDL은 지속적인 만성 염증과 플라크를 만드는 데 크게 기여하죠. 그래서 혈관질환을 예방하기 위해서는 활성산소를 적극적으로 감소시키려는 노력이 매우 중요합니다. 기능의학적인 면에서 활성산소를 줄이는 치료는 LDL을 낮추는 치료만큼이나 중요합니다. 활성산소를 줄이기 위해 항산화 비타민을 충분히 섭취해야 하며, 각종 식물성 항산화제를 섭취해야 합니다.

우리가 가볍게 생각하는 비타민도 혈관질환 예방에 크게 기여

합니다. 그중에서도 별로 조명받지 못했던 비타민D에 대한 재미있는 연구들이 있습니다. 본래 비타민이란 생명 연장을 위해서 반드시 필요한 물질이지만, 우리 몸에서 스스로 만들어지지는 않는다는 이야기를 앞에서 했었습니다. 그러나 비타민D는 예외입니다. 비타민D는 인체에 반드시 필요한 물질이며, 몸에서 스스로 만들어질 수 있습니다. 비타민D를 만드는 원천은 바로 태양으로부터 나오는 자외선입니다. 피부의 지방 성분과 태양의 빛이 만나면 아주 신비한 반응을 일으키며 비타민D를 만듭니다. 그리고 피부에서 만들어진 비타민D는 간을 거쳐 신장으로 가 활성화되면서 대단한 작용을 하게 됩니다.

비타민D의 작용은 너무나도 다양한데, 그 중 아주 중요한 작용에 대한 재미있는 역학조사가 있습니다. 역학조사에 의하면 심혈관질환에 의한 사망이 햇볕에 노출되는 시간이 적은 겨울에 많이 발생하고, 또 적도 근처의 지역보다 햇볕 노출이 적은 높은 위도 지역에서 훨씬 잦다는 것입니다. 이것으로 비타민D의 부족이 심혈관질환의 위험을 높일 수 있다는 것을 추측해볼 수 있습니다. 또 다른 연구에서는 실제로 혈중의 비타민D 농도가 일정 수준 이하인 사람이 그 이상인 사람보다 심장마비의 위험이 2배 더 높다는 것이 밝혀졌습니다.

고혈압에 대한 다른 연구에 의하면 여름보다 겨울에 혈압이 높고, 적도에서 멀어질수록 혈압이 높아진다는 결과도 나왔습니다. 고혈압 환자들에게 6주간 일광욕을 하게 하여 비타민D를 증가시켰더니 혈압이 낮아졌다는 보고도 있습니다. 그뿐 아니라 비타민D는 칼슘의 흡수를 도와서 골다공증을 예방해줍니다. 반면, 비타민D가 부족하면 인슐린 저항성이 높아져 당뇨가 유발될 수 있다는 연구도 있습니다. 그리고 다발성경화증처럼 치료가 잘 안 되는 신경질환이 고용량의 비타민D로 많은 호전을 보였다는 보고도 있습니다.

햇볕에 노출될 기회가 별로 없는 현대인들은 건강을 위해서, 비타민D의 보충이 반드시 필요합니다. 특히 추운 지역에 사는 사람들은 비타민D를 더 충분히 섭취해야 합니다.

그렇다면 매년 크리스마스마다 착한 어린이들에게 선물을 나눠주는 산타클로스의 건강은 어떨지 문득 궁금해집니다. 산타클로스의 혈압이나 혈당은 모르지만 그는 복부 비만이 있고, 추운 지역에 살며, 붉은 옷과 모자, 그리고 수염으로 덮여 피부가 햇볕에 노출되는 시간이 극히 적을 것입니다. 또 밤에 활동하기 때문에 햇볕을 받을 확률은 더욱 낮겠죠. 전 세계 어린이들에게 꿈과 희망을 주는 산타클로스의 건강을 위해서, 그에게 일광욕과 비타민D 보충제를 적극 권하고 싶네요.

당뇨, 암, 치매를 이겨내는 비타민?

앞에서 소개한 비타민D의 효능에 대해 조금 더 이야기해보려고 합니다. 우리는 대부분 비타민D 하면 뼈의 건강만 생각하곤 하죠. 그러나 뼈뿐만 아니라 우리 몸속의 모든 조직에서 비타민D는 굉장히 다양한 작용을 합니다.

먼저, 비타민D는 당뇨병 예방에 도움을 줍니다. 2019년 2월, 한 당뇨 관련 의학저널에 '당뇨 전 단계 환자들'이라는 제목의 논문이 실렸습니다. 당뇨병 전 단계 환자들이 비타민D를 고용량으로 섭취했을 때 과연 당뇨병을 예방할 수 있을 것인가에 대한 굉장히 잘 짜인 연구였죠. 162명을 대상으로 진행된 연구에서 이들은 대상자들을 81명씩 두 그룹으로 나누고, 가짜 비타민D와 진짜 비타민D를 나눠줬습니다. 그리고 6개월 동안 관찰했죠.

비타민D를 섭취하기 전 두 그룹의 비타민D 수치는 혈액 내에서 12.3ng/mL(나노그램/밀리리터)와 12.7ng/mL로 거의 비슷하게 나왔는데 6개월 후, 비타민D를 먹은 그룹의 수치는 36ng/mL까지 올라갔습니다. 대조 그룹은 16ng/mL 정도였죠. 그리고 연구자들은 인슐린 저항성의 평가 수치를 측정했습니다.

우리 몸속에서 혈당을 낮추는 것이 바로 인슐린이라는 호르몬인데 인슐린이 나와도 역할을 잘 못 하면 혈당이 낮아지지 않습니다. 이렇듯 역할을 못 하는 인슐린이 많아지는 것을 '인슐린 저항성이 높아진다'고 표현합니다. 인슐린 저항성이 생기면서 당뇨병이 생기기 쉽죠.

그런데 이 인슐린 저항성 평가 수치를 확인해보니, 비타민D를 먹은 그룹이 그렇지 않은 그룹에 비해 의미 있게 감소한 것을 알 수 있었습니다. 이것은 비타민D가 인슐린 감수성을 개선했다는 뜻입니다. 당뇨병 진행률도 측정해 본 결과, 비타민D를 먹지 않은 그룹에서는 28% 정도가 진행됐는데 비타민D를 먹은 그룹에서는 진행률이 약 3% 정도로 굉장히 낮았습니다.

물론, 이 연구 이외에 또 다른 연구들을 보면 비타민D가 당뇨병 예방에 도움이 되지 않는다는 결과들도 나옵니다. 그러나 이런 연구들에는 용량의 차이가 있었습니다. 그래서 이 실험에서 고용량을 사용했다는 것이 중요합니다. 이 실험에서는 일주일에 5만 IU(international unit, 비타민량 효과 측정용 국제 단위) 정도를 사용했죠. 일주일에 5만 IU를 사용했다는 것은 하루에 약 7,000IU 정도를 사용했다는 것이니 굉장히 고용량이죠.

사실 실험 그룹들의 비타민D 수치는 굉장히 낮았습니다. 12.3ng/mL면 굉장히 낮은 수치죠. 우리가 병원에 가서 혈액 검사를 했을 때 보통 30ng/mL 이상을 정상으로 보기 때문입니다. 그러니 비타민D를 고용량으로 투여한 것이고요. 투여 후에 비로소 수치가 정상 범위로 들어갔다는 것입니다.

많은 사람이 비타민D의 용량에 대해서 궁금해하지만 사실 정확한 용량을 제시하는 것은 어려운 일입니다. 보통 하루에 2,000IU 정도라고 말할 수 있겠습니다. 물론, 꾸준히 먹는 것이 도움이 됩니다. 자신의 비타민D 수치를 미리 검사해보고 먹는 것이 훨씬 더 정확합니다. 수치가 너무 낮은 경우에는 4,000~5,000IU까지 먹어도 좋습니다. 비타민D를 너무 많이 먹으면 부작용이 생긴다고 알려져 있기도 한데, 부작용이 생길 수 있는 혈액 수치는 100ng/mL 이상입니다. 수치가 100ng/mL 이상을 넘기기는 상당히 어렵죠.

다음은 대장암입니다. 최근 국내에서도 대장암 발병률은 크게 증가하고 있습니다. 원래 대장암은 서양인들, 미국인들이 많이 걸렸던 병인데 우리나라 식생활이 서구화되면서 대장암 발병률이 눈에 띄게 증가하고 있는 것입니다. 그렇다면 비타민D는 어떻게 대장암을 예방하는 것일까요?

2021년도에 나온 연구 결과가 2가지 있어서 소개해보려고 합니다. 첫 번째로 소개하는 논문은 미국 암 연구학회 저널에서 나온 내용입니다. 미국 보스턴대 연구팀이 이끄는 공동 연구자들의 연구입니다.

연구 대상자는 흑인 여성 약 4만 9,000명, 연구 기간은 1995년부터 2017년까지, 23년입니다. 그중에서 약 488건의 대장암이 발견되었는데, 이 연구 대상자들은 비타민D 수치를 기준으로 4개 그룹으로 나뉘었습니다. 이들을 비교해 봤더니 비타민D 수치가 가장 높은 그룹에 비해서 가장 낮은 그룹의 사람들이 대장암에 걸릴 위험률이 자그마치 41%나 높았던 것입니다.

두 번째 논문은 국제 암 학술지에 실린 내용으로, 중국 의료진이 연구한 자료입니다. 실험 대상자는 무려 36만 명이었고, 그중 2,500명 정도는 이미 대장암에 걸린 사람들이었습니다.

그래서 대장암에 걸리지 않은 사람들은 비타민D 수치와 발병률 검사를 했고, 대장암에 이미 걸린 사람들은 비타민D 수치와 생존율 검사를 했습니다.

여기서도 마찬가지로 비타민D 수치를 기준으로 대상자들은 4개 그룹으로 나뉘었습니다. 가장 낮은 4분위에 있는 사람들과 가장 높은 4분위 사람들을 비교해 봤더니 비타민D 수치가 높은 사람들이 낮은 사람들에 비해서 대장암 발생 위험률을 13%까지 낮출 수 있었습니다. 대장암에 걸렸을 때의 생존율은 무려 20%까지 증가시킬 수 있었고요.

대장암뿐만이 아닙니다. 비타민D는 암 발생률을 무려 38% 까지 낮추기도 하죠. 미국 의사협회지에서 만든 학회 학술지인 〈JAMA Journal of American Medical Association〉에 2020년 11월 실린 내용을 소개해보려 합니다. 하버드대 연구팀이 연구한 자료입니다. 이 연구에 참여한 인원은 2만 5,000명, 평균 연령은 67세였습니다. 기간은 2011년부터 2017년까지 약 6년이었죠.

먼저 연구진은 2만 5,000명의 대상자를 두 그룹으로 나눴습니다. 그리고 한 그룹에는 비타민D를 하루 2,000IU씩 꾸준하게 먹게끔 했고, 나머지 한 그룹에는 가짜 비타민D를 꾸준히 먹게끔 했습니다. 그렇게 6년간 이들을 관찰했죠. 약 1,600명 정도가 암으로 진단되었는데, 놀랍게도 비타민D를 꾸준히 먹은 그룹이 먹지 않은 그룹에 비해 진행된 암의 발생률이 17%나 낮았습니다.

그중에서도 암의 발생률이 가장 많이 낮춰진 그룹은 체질량 지수 BMI가 25 미만인 그룹이었습니다. 38%까지 발생률이 낮아졌죠. 이는 정상 체중인 사람에게 비타민D가 더 확실하게 작용한다는 것을 보여주고 있는 결과입니다.

이런 결과의 이유를 하버드대 연구진은 3가지 정도로 밝히고 있습니다. 첫 번째로 비타민D가 병든 세포들의 자살을 촉진한다는 것, 두 번째로 비타민D 자체가 암세포의 증식과 성장을 억제한다는 것, 세 번째로 암세포가 전이되기 위해 만드는 신생 혈관의 생성을 비타민D가 억제한다는 것입니다.

이 연구를 살펴보며 더 재미있었던 것은 6년 동안 실험이 진행되는 과정에서 비타민D를 먹은 그룹과 먹지 않은 그룹의 암 발생률 격차가 점점 더 많이 벌어졌다는 것이었습니다. 그만큼 비타민D는 꾸준히 오래 먹는 것이 중요한 것이죠.

마지막으로 치매와 비타민D의 상관관계입니다. 2014년 9월, 신경학 국제학술지에 발표된 논문을 살펴보도록 하겠습니다. 연구자들은 치매와 심혈관 질환, 뇌졸중이 없는 1,658명을 대상으로 했습니다. 이들을 약 6년 동안 추적 관찰하면서 비타민D 수치와 치매 위험률 간의 관계를 살펴봤습니다. 결론적으로 1,658명 중에서 약 171명의 치매 환자가 발생했습니다. 그중에서 102명은 알츠하이머에 의한 치매였죠.

위험률을 비교해 보니 알츠하이머성 치매의 위험률은 비타민D 수치가 정상인 사람들보다 약간 부족했던 사람들이 69% 더 높았습니다. 비타민D가 많이 부족했던 사람들은 위험률이 2배 이상 증가하기도 했죠. 알츠하이머성 치매뿐 아니라 모든 치매 위험률을 살펴봤더니 비타민D가 약간 부족한 사람들은 약 53%, 비타민D가 많이 부족한 사람들은 225% 위험률이 더 증가했다는 것을 확인할 수 있었습니다.

그렇다면 이렇게 중요한 영양소인 비타민D는 어떻게 보충해야 할까요? 사실 우리나라에서는 햇볕을 쬐거나 비타민D가 함유된 음식을 먹는 것만으로 비타민D를 충분히 보충하는 것이 거의 불가능합니다. 우리 몸이 필요로 하는 비타민D의 전체 양 중에서 음식으로 섭취할 수 있는 부분은 겨우 10~20%밖에 되지 않습니다. 비타민D는 영양제로 보충하는 방법이 제일 좋겠습니다.

물론, 비타민D는 주사로 투여 받는 사람들도 많습니다. 주사로도 투여를 안 받는 것보다는 받는 것이 훨씬 낫지만 보충제를 먹는 것과 주사를 맞는 것 중 하나를 선택할 수 있다면 저는 먹는 것을 권장하고 싶습니다. 주사를 3개월마다 한 번씩 맞으면 혈중 농도가 꾸준하게 유지되지 않기 때문입니다. 혈중 비타민D 농도를 꾸준히 유지하기 위해서는 매일 보충제를 복용하는 것이 좋고, 어렵다면 이틀 또는 3일에 한 번이라도 먹는 것이 좋습니다. 주사는 비타민D 수치가 너무 낮게 나왔을 때 처음 투여로 농도를 한꺼번에 끌어올리기 위해 사용하는 것이 좋습니다.

그렇다면 보충제는 언제까지 먹어야 할까요? 사실 부작용 없는 정도의 용량이라면 꾸준하게 계속해서 먹는 것이 좋습니다. 여기에는 주의할 점이 있는데 여러 가지 영양제를 먹다 보면 비타민D가 여러 가지 영양제에 섞여 있는 경우가 있을 것입니다. 그래서 항상 비타민D를 먹을 때 내가 먹는 비타민D의 용량과 다른 영양제에 들어 있는 비타민D의 용량들을 확인해보고 전체 합이 하루 2,000IU 정도 되도록 하는 것이 좋습니다. 3,000IU까지도 괜찮을 수 있지만 4,000IU가 넘어간다면 혈액 검사를 통해 수치를 확인하며 용량을 조절하는 것이 좋습니다.

"우리는 언제나
음식을 의심해볼 필요가 있다"

● ● ● ● **알아차리지 못한 내 몸 속의 '독소'**

앞에서 언급한 히포크라테스의 다음 말을 다시 생각
해보겠습니다.

"내가 먹는 것이 바로 나다!"

이 말은 우리가 먹는 음식의 중요성을 강조한 말입니다. 그러
나 환자들을 3분 안에 진료해야 하는 우리나라의 의료 현실 앞에
서 히포크라테스의 이 중요한 말이 아무런 의미도 없었던 때가
있습니다. 음식과 몸의 관계는 알면 알수록 너무나 중요했지만,
제가 기능의학을 공부하기 전에는 관심도, 지식도 전혀 없었기

때문입니다. 환자들이 어떤 음식을 먹어야 하고 어떤 음식을 피해야 하는지에 대한 질문을 할 때, 아주 형식적인 대답으로 빨리 진료를 마무리하려고만 했던 과거의 제 모습을 고백합니다. 그러나 기능의학을 공부하고 영양치료를 하면서 저는 인체에서 음식이 가장 중요한 요소 중 하나라는 것을 뼈저리게 느꼈습니다.

우리는 오늘도 음식을 먹습니다. 그 음식들은 어떤 과정을 거쳐서 우리 몸의 일부가 될까요? 음식은 장에서 소화됩니다. 탄수화물, 단백질, 지방과 같은 영양소들이 그대로 흡수되지는 않습니다. 그것들은 장내에서 철저하게 분해되어 장의 점막 세포가 받아들일 수 있을 만큼 작아져야 합니다. 그런 과정을 통해서 흡수된 작은 분자들은 혈액을 통해서 신체의 여러 부위로 옮겨집니다. 그때 가장 처음 통과해야 하는 관문이 바로 간입니다. 간은 이런 분자들을 받아들여서 몸속에서 필요한 물질을 다시 만들어 냅니다. 즉, 우리가 먹은 음식은 완전히 분해되고 흡수된 후에 새롭게 재구성되어서 새로운 영양물질로 탄생하는 것입니다. 그리고 그것들은 우리의 신체 곳곳에서 아주 유용하게 사용됩니다.

미국의 의사 시드니 맥도날드 베이커Sidney MacDonald Baker는 저서에서 이러한 과정을 '집을 짓는 과정'에 비유했습니다. 집을 짓기 위해서는 많은 건축 재료들이 필요하죠. 시멘트와 벽돌, 또는 모래와 진흙, 목재입니다. 그 밖에 철근과 못 등도 필요할 것입니다. 이러한 자재들은 분해된 영양소와 같습니다. 이러한 자재들을 이용해서 새로운 집이 탄생하듯이 분해된 영양소들이 다시 건축되면서 몸에 필요한 물질들을 만들어내는 것이죠. 이렇게 분해된 영양소들이 바로 지방산, 아미노산, 비타민, 미네랄, 그리고 보조 영양소라고 불리는 아주 작은 분자들입니다.

음식이 완벽히 분해되어서 영양소만 남고, 그 밖에 인체에 필요 없는 물질들은 전혀 남지 않는다면 가장 이상적일 것입니다. 그러나 우리가 먹는 음식들은 그렇지 못합니다. 우리가 먹는 음식들은 아주 많은 독소를 가지고 있습니다. 여기서 제가 이야기하는 독소는 식중독을 일으키는 세균이 아닙니다.

사람은 어떤 음식이 먹을 수 있는 것인지를 판가름하기 위해서 냄새와 맛을 구별하는 능력을 가지고 있습니다. 우리는 상한 우유를 마시기 전에 이상한 냄새를 맡게 될 것입니다. 그리고 혀에서 전해지는 아주 불쾌한 느낌으로 바로 상한 우유를 뱉어낼 것입니다. 혹시나 후각과 미각으로 그 독소를 발견하지 못했다 하더라도 인체는 그 독소를 제거하기 위한 다른 노력들을 합니다. 독소를 알아차린 위장과 간은 그것을 다시 밖으로 내보내기 위해서 구토를 하죠. 이런 여러 과정을 통해 우리 몸은 독소를 밖으로 내보내려 합니다.

그러나 정말 문제는 지금까지 이야기한 것들이 아닙니다. 더욱 문제가 되는 독소는 우리의 몸이 잘 알아차리지 못하는 독소입니다. 이런 독소들은 당장 뱉어내야 하거나, 구토를 일으킬 만큼 나쁘지는 않습니다. 그러나 이후에 아주 복잡한 문제를 일으키게 되죠.

●●●● 사실은 나도 음식 알레르기 환자일 수 있다

우리가 먹는 모든 음식은 분해되면서 영양소 이외에 다른 잔재물을 남기게 됩니다. 이런 물질들은 몸에 함께 흡수되어서 즉각적인 문제를 일으키지는 않지만, 축적되면서 문제를 일으킬 수 있습니다. 그렇다면 장내에서 음식들이 완벽히 분해되지 않는다면 어떨까요? 덜 분해된 영양소 덩어리도 함께 몸에 흡수되어서 알레르기처럼 문제를 일으킬 수 있습니다. 정상적인 물질이라 하더라도 몸에서 그 물질에 대한 알레르기를 일으킬 수도 있죠.

그런데 어떤 음식을 먹고 바로 심한 알레르기 반응이 나타난다면, 우리는 그 음식을 인지하고 다음부터 피할 수 있습니다. 그러나 알레르기 반응이 바로 나타나지 않고 1~2일 후에 나타난다면, 그리고 알레르기가 눈에 보이지 않을 정도로 작은 염증반응으로만 나타난다면 우리는 그것을 알아차릴 수 있을까요? 이러한 지체성 음식 알레르기를 알아차리기는 매우 어렵습니다. 어쩌면 현대의학에서는 이런 것을 알레르기로 취급하지 않고 있을지도 모르죠. 어디까지 알레르기라고 정의해야 하는지에 따라서 그 범주는 크게 차이가 날 것입니다.

이러한 인식의 차이를 보여주는 사례들이 있습니다. 미국의 국립 알레르기 전염병 연구소NIAID에서 발표한 자료를 보면 미국의 어린이 중 4~5% 정도가 음식에 대한 알레르기를 가지고 있다고 합니다. 또한 미국 성인의 1~2%가 음식 알레르기가 있다고 합니다. 그러나 다른 임상연구 결과에 의하면 실제 성인 3명 중 1명이 자신은 특정한 음식에 과민반응이 있다고 주장하는데, 그 수치는 35%에 이른다고 합니다. 이렇듯 통계 수치와 사람들의 체감 정도 사이에 간극이 생기는 이유는 알레르기를 어떻게 정의하느냐에 따라 결과가 달라지기 때문입니다. 음식을 먹고 바로 두드러기가 생겨서 응급실을 찾아야 하거나, 숨이 막히는 급성 천식 증세가 생겨야만 알레르기라고 이야기할 수 있을까요?

실제로 어떤 음식을 먹음으로써 머리가 아프거나 설사를 하고, 피로감이 나타나는 정도의 과민반응까지 포함한다면 아마도 2명 중 1명은 음식 알레르기가 있을 것입니다. 음식 때문에 나타날 수 있는 모든 과민반응을 우리는 중요하게 여겨야 합니다. 이것은 분명 그 음식이 나에게 맞지 않는다는 것이기 때문이죠.

그러나 음식을 먹고 하루 이틀 후에 증상이 나타나는 지체성 과민반응을 가지고 있다면 우리는 매우 어려운 상황을 맞게 됩니다. 과민반응 자체가 음식에 의한 것인지를 인지하기도 어려울 것이죠. 또한 음식에 대한 지체성 과민반응으로 추측한다고 해도 그 음식이 무엇인지를 알아내기는 더 어려울 것입니다.

음식으로 인한 지체성 과민반응 때문에 발생하는 증상은 참으로 다양합니다. 이유 없는 피로감부터 만성 통증, 우울증, 습진, 관절 통증, 두통, 설사, 위장장애, 잦은 눈병이나 중이염, 축농증, 천식 등 아주 많은 증상이 나타날 수 있습니다.

또한 음식에 의한 지체성 과민반응은 류마티스를 포함한 여러 가지 자가면역질환뿐만 아니라 불임, 천식, 대장염 등 많은 염증성 질환과 만성질환의 직접적 또는 간접적인 원인이 됩니다. 이유 모를 피로감, 무기력함과 함께 여러 가지 만성적인 증세로 고통받고 있다면 그 원인으로 음식에 대한 지체성 알레르기를 한 번쯤 의심해보아야 할 것입니다.

음식과도 궁합이 맞아야 한다

지금 이 책을 읽고 있는 의사라면 '셀리악병celiac disease'을 기억할 것입니다. 그리고 '글루텐gluten'이 무엇인지 알고 있을 것입니다. 그러나 일반 사람들에게 글루텐은 아주 생소한 단어로 느껴질 것입니다. 모든 음식의 성분은 누구에게는 영양소가, 누구에게는 독이 될 수 있는데, 글루텐은 이렇게 잘 맞지 않는 음식이 우리 몸에 얼마나 큰 문제를 일으키는가를 잘 보여주는 하나의 예입니다.

제가 읽었던 글루텐에 관한 문헌에 의하면 글루텐이라는 물질이 들어 있는 음식을 먹은 사람은 아주 여러 가지 증세를 일으킬 수 있습니다. 증상을 열거해보자면 두통, 피로, 권태감, 우울감, 체중 감소, 복통, 설사, 변비, 과민성 대장 증후군, 편두통, 소화 장애, 골다공증, 불임, 장 림프종, 식도암, 당뇨병, 갑상선 장애, 조현병, 자폐증 등입니다. 정말 놀랍죠. 도대체 글루텐이 무엇이기에 이렇게 많은 증상을 만들어내는 것일까요?

글루텐은 독극물이 아닙니다. 모두에게 이런 증상을 만들어내지도 않죠. 글루텐에 과민반응을 하는 사람들에게 글루텐은 바로 독이 됩니다. 그러나 우리는 이런 글루텐의 특징을 잘 모르고, 글루텐에 과민반응하는 사람들도 이것이 포함된 음식을 먹을 때 즉각적인 거부반응이 나타나지는 않습니다. 도리어 이것이 포함된 음식을 좋아하는 사람들도 있습니다. 그러나 맛있는 음식이 몸에 반드시 좋은 것은 아닌 것처럼, 글루텐에 의한 과민반응은 서서히 나타나면서 여러 가지 증상을 일으킵니다.

자폐증에 대해서는 모두가 잘 알고 있을 것입니다. 오래전 우리나라에서 크게 흥행했던 영화 '마라톤'에서 조승우 배우가 보여준 실감나는 연기가 아직도 눈에 선합니다. 더 오래전, 더스틴 호프만Dustin Hoffman이 자폐증 환자 역할을 했던 '레인 맨Rain Man'이라는 영화도 있었습니다. 자폐증은 단순한 정신병이 아닙니다. 주로 어릴 때 발병하는데, 어린아이가 사람들과 눈을 마주치지 않으며 혼자만의 이상 행동을 반복하는 것이죠. 그리고 혼자서 웃음을 터뜨리는가 하면, 얼굴을 찌푸리거나 몸을 웅크리고, 코를 킁킁거리기도 합니다.

미국의 의사 시드니 맥도날드 베이커는 이런 자폐증 환자에게 글루텐이 전혀 들어 있지 않은 식이요법을 시행하면서 좋은 효과를 봤다고 기술하고 있습니다. 그는 자폐증 환자의 거의 절반이 글루텐 없는 식단을 계획하고 실행하자 놀랄 만큼의 호전을 보였다고 밝혔습니다. 그러나 많은 의사가 자폐증의 치료에서 글루텐을 피하는 것이 아무런 의미가 없다고 말하고 있습니다. 그 이유는 어떤 임상실험에서도 자폐증의 치료에 글루텐 제거 식단이 효과적이라는 통계적 신뢰성이 나타나지 않았기 때문입니다. 저는 그동안 의사의 입장에서 이런 주장에 공감해왔습니다.

그러나 영양치료를 하는 의사들은 그렇게 생각하지 않습니다. 그리고 영양치료를 하고 있는 현재의 저 역시도 통계적 유의성이 없기 때문에 그 방법이 고려해볼 만한 가치가 없다고 생각하지 않습니다. 분명히 글루텐이 제거된 식단으로 증상이 좋아진 경우가 있고, 통계적 수치가 부족하더라도 그 방법이 환자에게 해가 되지 않는다면 충분히 시도해볼 만한 방법이라고 생각합니다.

물론, 치료 과정에서 몸에 큰 부작용을 일으킬 수 있는 치료법을 단순히 유효한 증례가 있다고 해서 바로 사용할 수는 없습니다. 그러나 영양치료는 다릅니다. 현대의학으로 치료하기 어려운 질병에서 영양 치료적 접근법이 통계적 의미가 없다는 이유로 시도되지 않는다면, 우리는 환자에게서 치료 기회를 빼앗고 있는 걸지도 모릅니다. 영양치료가 몸에 나쁜 영향을 끼치지 않는다면 더욱더 그렇겠죠.

저는 분자교정의학을 공부하면서 현대의학을 공부한 많은 의사들의 고지식함에 놀랐습니다. 분자교정의학의 선구자라고 불리는 미국의 정신과 의사 아브라함 호퍼Abraham Hoffer의 이야기는 저를 충격에 빠뜨렸습니다. 호퍼는 '나이아신niacin'이라는 비타민 B3로 조현병을 치료한 경험을 가지고 있었습니다. 그리고 이 영양물질인 나이아신이 관절염, 불안증, 고지혈증의 치료에도 도움이 된다고 말했습니다. 그는 실제로 많은 경험이 있었지만 어떤 의사도 그 이야기를 믿어주지는 않았습니다. 특히 고용량 나이아신이 혈액 속의 콜레스테롤을 낮춰준다는 증례는 너무나도 많았지만 어느 학회에서도 비타민 따위가 그런 효과를 나타내는 것에 대해 믿어주지 않았습니다.

그가 임상실험을 통해서 그것을 증명했을 때도 현대의학을 이끌어가는 의사들은 의학 교과서에 비타민이 치료제가 된다는 말을 넣기가 싫었는지 여러 가지 이유를 대면서 호퍼 박사의 논문을 받아들이려 하지 않았습니다. 결국 호퍼 박사와 그 동료들은 진실을 알려야 한다는 사명감으로 임상실험을 계속했고, 20년이 지난 후에야 비로소 내과 교과서에 콜레스테롤을 감소시키는 치료법으로 비타민B3 요법이 소개되었죠.

마찬가지로 자폐증을 치료하는 방법 중 하나로 글루텐 제거 식단이 정신과 교과서에 실리기까지는 수십 년, 아니 수백 년이 걸릴지도 모릅니다. 현대의학을 공부한 의사들은 자폐증이라는 질병의 관점에서 유효한 방법이 무엇인지를 찾고 있죠. 그러나 영양치료를 하는 의사들의 관점은 '자폐증'이라는 질병이 아닙니다. 그들은 환자 개인의 특성에 관심을 갖고 있습니다. 다른 자폐증 환자에게는 효과가 없었던 방법이라도 이 환자의 특성에 맞춘 영양치료라면 시도해보고 세포의 기능을 정상화하려는 노력을 한다면 증세는 얼마든지 호전될 수 있다는 것입니다. 그 방법의 하나가 바로 글루텐 제거 식단입니다.

　그렇다면 글루텐은 도대체 어떤 물질이고 어떤 음식에 들어 있을까요? 글루텐은 단백질의 한 종류입니다. 글루텐은 밀이나 호밀, 보리와 같은 여러 곡물에 포함되어 있죠. 단백질은 위와 장을 거치면서 완벽하게 소화되어야 합니다. 우리 몸은 여러 가지 소화 효소들을 분비하며 단백질을 분해하여 아미노산을 만들기 때문입니다. 우리는 소화 과정을 통해서 완벽하게 분해된 낱개의 아미노산을 장점막으로 흡수합니다.

　글루텐도 마찬가지로 완벽히 분해되어야 정상입니다. 그런데 특별히 글루텐을 분해하는 소화 효소의 기능에 문제가 있는 사람들이 있습니다. 이런 사람들은 글루텐을 완전히 분해하지 못하고 몇 개의 아미노산이 붙어 있는 상태인 '펩타이드peptide'라는 물질을 만들게 됩니다. 이 펩타이드가 흡수되면서 모든 문제가 시작되는 것이죠. 우리 몸의 면역체계는 이 펩타이드라는 물질을 외부에서 침입한 바이러스로 오해합니다. 그래서 펩타이드에 대한 항체를 만들게 되고, 이는 결국 조직의 손상으로 연결됩니다. 이렇게 정상적인 물질을 바이러스로 오인해서 면역반응을 일으키는 병을 자가면역질환이라고 부릅니다. 이러한 자가면역반응은 인슐린 의존형 당뇨병, 다발성경화증, 자폐증과 같은 질병의 원인으로 파악되고 있습니다.

이유 없는 피로감이 지속되는 것은 분명 자가면역반응이 있을 때 동반되는 흔한 증상입니다. 이렇듯 우리 일상의 활력을 앗아간 원인이 단순히 글루텐의 섭취 때문이라면 우리는 이러한 음식을 피해볼 필요가 있죠. 단순히 밀과 호밀, 그리고 보리를 먹지 않음으로써 활력을 찾을 수 있다면 한 번쯤은 시도해볼 만한 방법 아닐까요?

우리가 일상의 활력을 잃어버리기 시작한 때는 언제일까요? 우리 몸이 본격적으로 피로해지기 시작한 때는 언제일까요? 그 시점을 정확히 파악하거나 기억하는 사람은 아마 많지 않을 것입니다. 그러나 분명한 것은 우리의 몸이 활기와 에너지를 잃지 않기 위해 부단히도 노력했다는 사실입니다. 이 장에서는 우리 몸에서 특히나 중요한 '면역력'의 중심, 장과 '해독'의 중심, 간의 작동 원리에 대해 알아보고, 더불어 여성이 출산 후 겪는 호르몬 문제에 대해서도 다뤄보려 합니다. 지금부터 경이로울 정도로 체계적이고 효율적인 우리 몸의 '시스템'에 대해 이야기해보도록 하겠습니다.

우리 몸은 죄가 없다

우리 몸 면역세포의 50%가 몰려 있는 기관

● ● ● ● ● **'장'은 사실 바깥 세상과 연결되어 있다?**

인간은 자연과 더불어 살아가는 존재입니다. 그리고 환경은 인간의 건강에 아주 큰 영향을 미칩니다. 사람은 외부 환경과 접촉하면서 살아갈 수밖에 없기 때문입니다. 그렇다면 외부 환경과 접촉하는 신체 부위가 어디인가를 잘 생각해봅시다.

그 전에, 다음 질문에 대해서 한번 생각해봅시다. 음식물이 지나가는 장의 통로는 몸의 내부일까요, 외부일까요? 이런 질문이 조금 생소하고 어려울 수도 있지만 답은 '외부'입니다. 잘 이해가 되지 않는 사람들을 위해 다시 한번 함께 생각해봅시다. 우리가 먹은 음식물은 위를 거쳐 소장과 대장을 지납니다. 이 과정을 신체에서 바라본다면 이 통로는 외부입니다. 그 음식물의 영양소가 장의 표면을 통해 흡수된 이후부터가 신체의 '내부'인 것이죠. 다시 말해, 입에서 항문까지 연결된 장의 안쪽 공간은 신체에서 외부로 바라보는 것입니다. '음식물'이라는 외부 환경이 지나가는 통로인 셈입니다.

그렇다면 신체의 외부와 접촉하는 장기들에는 어떤 것들이 있을까요? 누구든지 생각할 수 있는 대표적인 장기는 피부입니다. 피부는 늘 외부 환경과 접촉하는 장기죠. 다음으로 폐를 생각할 수 있습니다. 코로 숨을 쉬면 기관지를 통해서 외부의 공기가 폐 안으로 들어옵니다. 그래서 공기가 지나다니는 폐의 안쪽 부위도 외부와 접촉하는 장기입니다. 그다음이 앞에서 설명한 장입니다. 음식물이라는 외부물질이 지나가는 통로이며, 신체가 외부와 접촉하는 부위죠. 이처럼 신체는 외부와 접촉하는 3가지 장기를 지니고 있는데, 그것이 바로 피부와 폐, 그리고 장입니다.

여기서 장의 구조를 조금 자세히 살펴보면, 장의 점막들은 수많은 돌기로 이루어져 있습니다. 그 돌기들을 우리는 '융모'라고 부르죠. 그리고 그 돌기들은 더 작은 돌기들로 이루어져 있는데, 그것을 우리는 '미세융모'라고 합니다. 장은 수많은 융모를 가지고 있는데, 모든 융모를 활짝 펴서 그 면적을 계산하면 한 사람의 장 점막 면적이 테니스 코트 면적의 2배, 피부 면적의 약 200배에 달한다고 합니다. 장은 외부와 접촉하는 장기 중에서도 가장 큰 장기인 셈이죠.

그런데 문제는 장의 점막이 피부와는 달리 아주 부드러운 세포로 이루어져 있어서 쉽게 손상을 받는다는 것입니다. 우리가 먹는 음식들 중 화학 조미료나 술처럼 자극적인 음식들, 또는 약물들에 의해서 장의 점막은 미세한 손상을 받을 수 있습니다. 이렇게 미세한 손상들은 눈에 보이지 않습니다. 현대의학에서는 음식물의 영양소 흡수를 장의 중요한 기능으로 보고 있기 때문에 장점막의 미세한 손상들을 주의 깊게 살피지 않습니다. 그래서 눈에 보이는 궤양이나 종양 같은 질병에 대한 치료법만이 많이 발달하기도 했죠.

그런데 기능의학에서는 눈에 보이지 않는 장 점막의 미세한 손상을 심각하게 받아들입니다. 장이 외부와 접촉해서 독성물질을 걸러내는 가장 중요한 1차 관문이기 때문이죠. 눈에 보이지 않는 손상들 때문에 장의 중요한 기능을 잃어버리게 되는 경우도 많습니다. 이런 현상을 '장 누수 증후군leaky-gut syndrome'이라고 합니다. 이런 현상은 장이 중요한 영양소를 흡수하는 과정에 문제를 일으켜서 영양소의 불균형을 초래할 수 있고, 반대로 장에서 걸러주어야 할 독소들을 걸러내지 못하고 통과시킴으로써 문제를 일으키기도 합니다.

장 누수 증후군이 있는 사람들은 검사를 통해서 알아낼 수 있습니다. 독소는 아니지만 본래 정상적인 장에서 통과하지 못하는 물질들을 소변에서 알아보는 것입니다. 만약 이 물질들이 소변에서 기준치 이상으로 많이 나온다면 장의 점막에서 원래 걸러내야 하는 물질들을 잘 걸러내지 못하고 있다는 것을 의미합니다. 이런 상태가 되면 먹고 있는 모든 음식 속의 화학물질이나 독성물질들이 장을 통과해 들어와서 세포 내로 유입됩니다. 이렇게 들어온 물질들은 세포 안의 에너지 공장인 미토콘드리아를 파괴합니다. 에너지 공장들이 이런 독성물질들에 의해 공격받고 파괴되면 에너지의 생성이 감소하는 것은 당연한 일이죠.

나도 혹시 장 누수 증후군일까?

• • •

다음은 장 기능이 좋지 않을 때 나타나는 일반적인 증상입니다. 다음 질문에 대하여 점수를 적어봅시다. 모든 문항의 총점과 '＊' 표시가 붙어 있는 문항의 총점을 따로 계산해주세요.

> • 0점 증상이 전혀 없거나 거의 없을 때
> • 1점 증상이 약하게 있거나 가끔 있을 때
> • 2점 증상이 중간 정도 있거나 종종 있을 때
> • 3점 증상이 심하거나 거의 항상 있을 때

1	만성 혹은 빈번한 피로가 있다＊	
2	술을 마시면 몸이 힘들다＊	
3	음식 알레르기가 있다＊	
4	기억력이 떨어지거나 감정변화가 심하다＊	
5	밤에 자주 깬다	
6	잠이 잘 들지 않는다	
7	피부에 멍이 잘 든다	
8	피부상처가 잘 낫지 않는다	
9	피부에 습진이나 발진, 두드러기가 있다＊	
10	아토피가 있다	
11	기미, 주근깨가 있다	
12	화장이 잘 받지 않는다(여성)	

우리 몸은 죄가 없다

13	무좀이 있다	
14	입안에 염증이 있다	
15	잇몸이 좋지 않다	
16	알레르기성 비염이 있다	
17	축농증이 있거나 코가 잘 막힌다＊	
18	감기에 안 걸렸는데도 기침을 한다	
19	천식이 있다	
20	속이 메스껍고 헛구역질이 난다＊	
21	속이 쓰리다	
22	잘 체한다	
23	변비나 설사가 있다＊	
24	변이 묽다	
25	배가 아프거나 가스가 차거나 방귀가 잦다＊	
26	변이나 가스나 방귀의 냄새가 독하다	
27	대변에 피가 섞여 나오거나 점액이 섞여나온다＊	
28	만성소화불량이나 염증성 장질환이 있다＊	
29	생리량이 많다가 적다가 한다(여성)	
30	생리주기가 불규칙하다(여성)	
31	생리통으로 고생한다(여성)	
32	냉증으로 고생한다(여성)	
33	관절염이 있거나 관절이 붓거나 통증이 있다＊	
34	근육통이 있다	
35	두통(생리통이 아닌)으로 고생한다	
36	아스피린이나 타이레놀 등 진통제를 먹는다＊	
37	항생제를 사용한 적이 있다＊	

▸ 모든 문항의 총점에 대한 해석표

	남자(점수)	여자(점수)
가능성 적음	1~10	1~12
가능성 있음	11~20	13~24
가능성 많음	21~39	25~46
거의 있음	40~	47~

▸ '*' 표시가 붙어 있는 문항의 총점에 대한 해석표

	점수
가능성 적음	1~5
가능성 있음	6~10
가능성 많음	11~19
거의 있음	20~

..... 세균전쟁에서 반드시 승리해야 하는 이유

우리의 소중한 장은 1차 관문의 역할 외에 또 다른 역할들도 하고 있습니다. 컬럼비아 의과대학의 교수인 마이클 거슨Michael Gershon은 장을 '제2의 두뇌'라고 말했습니다. 그만큼 장으로 연결된 신경은 방대하죠. 인간의 신경조직은 매우 복잡합니다. 그중에서도 아주 중요한 신경조직 중 하나인 자율신경들이 장에 많이 분포되어 있습니다. 이런 자율신경들은 두뇌로 들어오는 외부 자극에 즉각적으로 반응합니다. 여러 가지 감각신경을 통한 자극이 두뇌로 입력되면 이것은 간단한 단계를 거쳐서 자율신경을 통해 장으로 내려와 장의 모든 기능을 만들어냅니다. 즉, 장의 근육층에 연결된 신경을 통해 장의 운동이 조절되는 것입니다.

장에는 아주 많은 면역세포가 존재하기도 합니다. 장에 분포된 면역세포들은 우리 몸 전체 면역세포의 약 50~70% 정도를 차지합니다. 장은 신체의 가장 큰 면역 기관인 것이죠. 그렇기 때문에 장에 문제가 생기면 우리 몸의 면역 기능에도 문제가 생길 수 있습니다. 장은 여러 가지 효소와 호르몬을 분비하는 장소이기도 합니다. 여기서 분비되는 호르몬들은 또 다른 장기로 이동해 중요한 작용을 하게 됩니다.

이렇게 중요한 장에 문제가 생기는 이유는 무엇일까요? 그 이유를 알아보기 전에 장내에 살고 있는 세균에 대한 이야기를 해보려고 합니다. 우리 장에 살고 있는 세균의 숫자는 수백조 마리로 알려져 있습니다. 이는 신체를 이루는 세포 수보다도 엄청나게 많은 숫자죠. 또 그 세균들의 종류도 약 400가지 이상으로 알려져 있습니다. 우리는 이렇게나 많은 세균과 공존하고 있는 것입니다. 이 세균들 중에는 우리에게 이로운 세균도 있고, 반대로 해를 끼치는 세균도 있습니다. 장의 점막에서는 이렇게 이로운 세균과 해로운 세균이 적절한 균형을 유지할 수 있게 조절해주는 많은 물질을 분비합니다. 이로운 세균이 분비하는 물질을 통해 해로운 세균을 조절하기도 하죠.

장의 기능이 정상인 사람은 세균의 적절한 균형으로 평화로운 상태를 유지하면서 살아갑니다. 그러나 이런 균형이 깨지는 순간에 문제가 발생합니다. 우리가 먹는 음식물의 독소들, 지나친 설탕, 또는 음주, 약물, 그 외에 스트레스 등에 의해서 평화로웠던 균형은 깨지고 장내의 평화는 사라집니다. 그러면서 장 점막에 미세한 손상이 생기기 시작하고, 그 손상된 구멍들을 통해 몸 안으로 흡수되면 안 될 물질들이 들어오게 됩니다. 그렇게 되면 우리 몸에는 비상이 걸리고, 이런 물질들을 해독하기 위한 시스템이 가동됩니다. 장을 통한 침입자들과 해독 시스템 간의 전쟁이 시작되는 것이죠.

　이 전쟁에서 우리가 항상 승리할 수는 없습니다. 침입자들의 숫자가 너무 많으면 싸움에서 불리해집니다. 물론, 우리는 이 싸움에서 승리하기 위한 전략이 있습니다. 이 싸움을 반드시 승리로 이끌어야 하기 때문이죠. 물론, 현대의학에서는 이런 싸움에 별 관심이 없습니다. 이런 불균형 상태가 큰 질병으로 인식되지 않기 때문입니다. 그러나 기능의학에서는 이런 상태를 용납할 수 없습니다.

　독성물질의 침입이 많아지면 면역 시스템은 활성화되기 시작합니다. 간의 해독 기능에 큰 부담이 가죠. 그로 인해서 간의 기능에 문제가 생기기 시작하면 췌장의 기능에도 장애가 생깁니다. 그러면 췌장에서 장의 세균 균형에 도움을 주는 물질들의 분비가 줄어들게 되고, 결국 장내 세균 균형이 깨지는 악순환에 빠지게 됩니다. 이런 악순환으로 장 누수 증후군은 악화됩니다. 그렇게 되면 비타민이나 미네랄의 흡수에 도움을 주는 단백질들이 파괴되어 결국에는 비타민, 미네랄의 결핍으로 이어집니다. 우리는 악순환의 고리를 끊어내 이 전쟁에서 반드시 승리해야 하는 것이죠.

온몸으로 퍼져나가는 장 속 세균의 독소

장내 유해균 중에는 여러 가지 박테리아뿐 아니라 '이스트yeast' 같은 곰팡이균도 있습니다. 이스트가 과도하게 증식하게 되면 많은 독소가 인체로 흡수되어서 수많은 증상이 나타납니다.

두 아이의 엄마이며 가정주부인 20대 중반의 여자 환자 이야기를 해보려 합니다. 그녀는 항상 피곤에 찌들어 있었죠. 우울증세가 있었고 집중력도 많이 떨어진 상태였습니다. 두통과 관절통을 호소했고, 자주 배에 가스가 많이 찬다고도 했습니다. 설사도 자주 했고, 항상 코감기에 걸려 있었죠. 목이 자주 따끔거렸고, 귀가 자주 가려웠습니다.

1년 이상 여러 병원을 돌아다니며 진료를 받았으나 적절한 치료는 받지 못했다고 합니다. 그동안 그녀를 진찰했던 의사들의 진단명은 만성 비염, 과민성 대장염, 만성 인후염, 알레르기성 피부염 등이었습니다. 그러나 이런 진단으로는 근본적인 상태를 알아낼 수 없습니다. 이런 상황에서는 치료도 더 이상 효과적이지 않았습니다. 그녀는 여러 가지 약을 먹고 있었지만 일시적 호전만 있을 뿐 근본적인 치료는 되지 않았습니다. 그녀의 검사 결과는 모두 정상이었고, 모든 의사가 그녀의 문제를 정신과적인 것으로 생각했습니다.

그녀의 증상은 21살 때 첫 아이를 낳고 나서 시작됐다고 합니다. 24살 때 둘째 아이를 낳은 후에는 더욱 악화되었죠. 그녀의 과거 병력 상 14살 때 생긴 여드름 때문에 피부과에서 진료를 받으면서 오랫동안 항생제 치료를 받은 적이 있었습니다. 그 치료는 간헐적으로 약 18개월이나 계속되었죠.

제가 기능의학을 공부하기 전에 이 환자를 만났다면 다른 의사들과 마찬가지로 정신과 상담을 권했을 것입니다. 그리고 그녀의 증상에 대한 몇 가지 약들을 처방했을 것입니다. 그러나 지금은 이스트균의 과성장을 의심해볼 수 있게 되었습니다. 우리의 장 속에 사는 이스트균이 과증식하게 되면 온몸으로 퍼져나가는데, 그러면 이스트균의 독소 때문에 전신 증상들이 나타날 수 있는 것입니다. 그 증상들로, 배에 가스가 잘 차고, 소화가 안 되며, 설사나 변비가 생기는 것들이 있습니다. 과민성 대장 증후군이 잘 생기고 항문이 자주 가렵기도 합니다. 이런 독소가 호흡기로 퍼져나가면 코감기에 잘 걸리고, 목이나 귀가 간질거리며, 만성적인 인후염이나 부비동염에 잘 걸립니다. 그리고 이스트의 독소들이 뇌로 퍼져나가면 아주 피곤하고 무기력하며 불면증, 어지러움, 불안과 우울, 술 취한 느낌이 자주 듭니다. 단 음식이 자주 먹고 싶고, 피부에 알레르기가 잘 생기기도 합니다. 근육과 관절에 통증이 잘 생기고 귀에서 이상한 소리가 들리는 이명증이 생기기도 하죠.

이스트가 과성장하는 원인은 여러 가지가 있는데, 가장 대표적인 것이 항생제를 오랫동안 복용하는 경우입니다. 여성들이 먹는 피임약도 원인이 될 수 있습니다. 스테로이드 호르몬제를 오랫동안 복용한 경우에도 문제가 생길 수 있습니다. 식사 패턴도 아주 중요합니다. 설탕이 많이 들어 있는 음식이나 고지방 식품을 많이 먹는 것은 이스트를 과성장시키는 원인 중 하나입니다. 그 외에도 여러 가지 정신적인 스트레스와 당뇨병 같은 질환의 원인이 될 수 있죠.

이스트 과성장이 의심된다면 적절한 식이요법이 중요합니다. 장내의 이스트들이 좋아하는 음식을 먹지 않음으로써 이스트 수를 감소시켜야 합니다. 반드시 피해야 할 음식은 설탕입니다. 또 흰 밀가루로 만든 모든 음식은 피하는 것이 좋습니다. 튀긴 음식과 인스턴트 식품, 여러 가지 설탕이 들어간 음료수, 카페인, 마가린, 조미료 등을 피해야 합니다. 과일도 당분이 너무 높은 것은 먹지 않는 것이 좋습니다. 특히 과일주스나 말린 과일은 당분이 아주 높기 때문에 피하는 것이 좋습니다.

권장할 만한 음식은 현미밥과 양질의 단백질, 그리고 신선한 야채입니다. 현미는 쌀의 영양성분을 최대한 보존하고 있습니다. 모든 영양성분을 다 털어내고 먹는 흰쌀보다 훨씬 좋은 식사죠. 풍부한 양질의 단백질은 아미노산의 원천으로 독소들을 제거하는 간의 해독 작용을 돕습니다. 섬유질이 풍부한 야채는 장에서 이스트가 활동하는 것을 억제하는 데 도움을 줍니다.

경우에 따라서는 이런 식이요법과 함께 적극적인 치료가 필요합니다. 유산균 요법을 통해 장내 세균의 균형을 잡아주는 것도 중요합니다. 증상이 심한 경우에는 이스트균을 죽일 수 있는 항진균제의 장기적인 투여가 필요할 때도 있죠. 그러나 이런 방법을 사용하기 전에는 반드시 전문가의 진료를 받아야 하며, 항진균제의 초기 사용 시에 많은 이스트가 죽으면서 발생하는 독소 때문에 증상이 더욱 악화될 수 있기 때문에 항진균제는 항상 주의해서 사용해야 합니다.

●●●●● **전쟁을 승리로 이끄는 5가지 전략**

이처럼 기능의학에서 장은 단순한 소화기관이 아닙

니다. 침입자들이 들어오는 1차 관문이며, 가장 큰 면역기관이자, 제2의 두뇌, 호르몬 분비기관입니다. 장의 모든 기능이 정상화되어야 인체의 세포 기능이 정상화된다고 해도 과언이 아니죠. 앞에서도 잠깐 이야기했지만 우리 몸에 침입자가 쳐들어왔을 때 우리는 전쟁을 승리로 이끌 수 있는 전략을 가지고 있습니다. 이 전략을 우리는 '5R 시스템'이라고 부릅니다. '5R'은 'Remove, Replace, Reinoculation, Repair, Rebalance'를 의미합니다.

1. Remove

'Remove'는 무엇인가를 제거한다는 의미입니다. 장으로 들어오는 독성물질을 제거하는 것이죠. 이런 독성물질을 원천적으로 봉쇄하기 위해서는 우리가 먹는 음식에서부터 독성을 제거해야 합니다. 화학 조미료나 많은 양의 설탕, 자극적인 음식, 알코올, 불필요한 약물, 인스턴트 식품 등을 될 수 있으면 먹지 않는 것입니다. 그래서 장의 점막과 독성물질이 접촉할 기회를 원천봉쇄하는 작전이죠. 그런데 독성물질은 아니더라도 사람마다 자신에게 맞지 않는 음식이 있습니다. 예를 들어, 밀가루 음식을 먹었을 때 배가 아프고 설사를 한다거나 알레르기 반응이 있다면 밀가루 음식은 피하는 것이 좋습니다.

2. Replace

'Replace'는 장내를 적정한 환경으로 만들어주는 것입니다. 예를 들어, 위는 강한 산성을 띠고 있죠. 그러나 만일 상습적으로 제산제를 복용하여 위의 산도가 적정한 기준에서 벗어나면 장 환경은 정상적일 수 없습니다. 또는 장 누수 증후군이 생기면 장에서 분비해야 하는 여러 가지 효소들의 분비가 줄어듭니다. 이런 효소나 산도를 정상화시키는 것이 이 전략인 것이죠. 그러기 위해 제산제의 복용을 줄이고 산도 조절을 위한 보조제나 여러 효소들을 처방하기도 합니다.

3. Reinoculation

세 번째 전략인 'Reinoculation'은 아주 중요한 단계입니다. 장내에서 살아가는 수많은 세균의 균형을 잡아주는 과정이기 때문입니다. 이 전략은 몸에 유익한 세균을 장내에 투여하는 것입니다. 고용량의 유산균을 투여해서 장에 유익한 균주의 양을 늘려주는 것이죠. 유산균의 숫자가 늘어나면 몸에 해로운 세균들과 경쟁을 할 수 있게 됩니다. 유산균이 분비하는 물질들로 신체의 반응을 조절하여 해로운 세균을 억제하기도 합니다. 이 유산균이 잘 살아갈 수 있도록 하기 위해서는 섬유질이 풍부한 음식을 함께 섭취하는 것이 아주 중요합니다. 유산균의 먹이가 섬유질인 셈이죠.

4. Repair

'Repair'는 파괴된 것들을 회복시키는 과정입니다. 그러기 위해서 여러 가지 영양소를 투여해야 합니다. 우선 활성산소를 억제해줄 수 있는 항산화제의 투여는 가장 기본적인 것이죠. 장 점막의 손상을 최대한 막기 위해서입니다. 손상된 장 점막을 빨리 회복시켜줄 수 있는 것들로는 초유 성분, 알로에 베라aloe vera, 오메가-3, 글루타민glutamine 같은 아미노산, 또 비타민B군과 일부 필수 미네랄들이 있습니다.

최근에는 소의 초유를 이용한 건강보조식품들이 많이 생산되고 있습니다. 소의 초유에는 풍부한 면역 글로불린immunoglobulin 뿐 아니라 점막 성장인자가 들어 있어서 점막을 빠르게 회복시켜줍니다. 또한 알로에 베라에는 알로에신aloesin, 사포닌saponin과 여러 가지 다당류 및 당단백질 등의 영양소가 들어 있어서 상처 회복 과정과 혈관신생 과정에 큰 도움을 줍니다.

알로에의 상처 치유 효능에 대한 연구들도 있습니다. 그중 하나를 살펴보겠습니다. 이 연구에서는 표피세포를 배양한 후에 인위적으로 상처를 내었습니다. 그리고 그 상처가 아무는 정도를 조사한 결과, 알로에 베라로 치료한 경우 치유 속도가 아무것도 하지 않은 경우보다 3배가량 빨랐습니다. 수정된 달걀을 이용한 다른 실험에서도 알로에 베라의 혈관 생성 촉진 기능을 관찰할 수 있었죠.

앞에서 여러 번 언급했던 오메가-3도 장 건강에 아주 중요한 영양소입니다. 오메가-3의 작용은 염증을 감소시켜 장의 점막을 보호하고, 장의 기능을 활성화하는 것입니다.

5. Rebalance

'Rebalance'는 심리적 스트레스 관리를 통해 장을 안정시키는 것입니다. 심리적 스트레스는 자율신경의 불균형을 일으켜서 장의 정상적인 연동운동을 방해하기 때문인데요. 그래서 심리적 스트레스는 장 건강과 밀접한 관련이 있습니다.

지금까지 설명한 5가지 전략으로 우리는 장을 회복시킬 수 있습니다. 이런 전략을 충분히 이해하고, 평소 음식을 잘 선택해서 먹는 것은 아주 중요합니다.

백 번 강조해도 모자란 유산균

한번은 항상 배가 아프다는 딸아이 때문에 걱정이라는 가정주부가 진료실을 찾아온 적이 있습니다. 14살인 딸은 일어나서 아침을 먹을 때 매일 배가 아프다고 입버릇처럼 말했습니다. 화장실에 가면 항상 변이 묽게 나오고 시원한 느낌도 별로 없다고 했죠. 딸아이 손을 잡고 병원을 다니며 여러 약물치료를 해보았지만 약을 먹을 때만 증세가 좋아졌을 뿐, 약을 끊으면 바로 증세가 다시 나타나곤 했습니다. 이런 증상은 벌써 2년 이상 지속되었고, 어머니는 약을 먹지 않고 치료할 수 있는 방법에 대해서 물어왔습니다.

저는 먼저, 아이가 약 대신에 1달간 고용량의 유산균과 식물성 식이섬유가 풍부한 음식을 많이 먹도록 했습니다. 그리고 1달 후에도 호전이 없으면 전체적인 장 기능 회복과 해독을 위한 통합적인 영양치료를 진행하기로 했습니다. 1달이 지난 후, 아이의 증상은 많이 호전되었습니다. 대변을 보는 횟수가 줄어들었고 배 아프다는 말을 거의 하지 않았습니다. 아이의 어머니는 유산균의 놀라운 효능에 감탄했죠.

그렇다면 유산균은 무엇일까요? 유산균은 말 그대로 세균입니다. 우리와 함께 살고 있는 유익한 세균이죠. 인간은 수많은 세균과 함께 살아가고 있습니다. 몸속 미생물의 총무게는 약 1kg에 달합니다. 대변에서 물을 제외하면 그중 반은 미생물 덩어리죠. 대변 1g에는 100억 마리의 세균이 있고, 침 1cc에는 1억 마리의 세균이 존재합니다. 우리 몸에 살고 있는 세균들은 종류도 매우 다양해서 대장에만 약 400~500종류의 세균이 존재합니다.

앞에서 설명했듯이 우리 몸에서는 여러 종류의 세균들이 서로 균형을 이루며 살아갑니다. 그러나 우리가 어떤 음식을 먹느냐에 따라서 이런 균형은 변화하죠. 예를 들어, 술을 많이 먹으면 유해균 중 하나인 클로스트리듐clostridium이라는 세균이 증가합니다. 항생제를 오래 복용하거나, 식품첨가물이 많이 들어 있는 인스턴트 식품을 많이 먹어도 장내 세균의 균형은 깨집니다.

나이가 들어 노화가 오면서 장내 세균의 균형이 바뀌기도 합니다. 지금 우리가 자주 접하는 프로바이오틱스 균으로 많이 사용되고 있는 비피도박테리움bifidobacterium이 감소하고, 클로스트리듐과 같은 유해균이 크게 증가한다는 연구 결과도 있습니다. 과거 연구들을 보면 동물성 지방을 많이 섭취하게 되면 대장암이 증가한다는 보고가 있는데, 이 과정에도 세균들이 관여할 것이라고 추측되고 있습니다. 동물성 지방을 많이 먹게 되면 담즙의 분비가 증가하게 되고, 그에 따라 나쁜 세균들이 장내에 더 많이 증식하게 되면서 발암물질이 증가한다는 것입니다.

반대로 유산균은 독소 물질을 분해하거나 흡수해서 대변을 통해 체외로 배출시킵니다. 그뿐만 아니라 음식에 들어 있는 여러 가지 비타민과 미네랄들이 잘 흡수되도록 도와줍니다. 또 장내에서 유산균은 비타민K와 B의 일부를 직접 만들어내기도 하죠. 면역력을 높여주고, 간이 건강한 기능을 유지하는 데도 도움을 줍니다.

우리는 우리와 함께 살고 있는 유산균을 보호해야 합니다. 그러기 위해서는 유산균의 중요한 먹잇감인 식이섬유를 충분히 섭취해야 하죠. 유산균과 식이섬유는 떼어놓을 수 없는 관계입니다. 서로에게 도움을 주며 시너지 효과를 내는 중요한 요소들이죠. 앞으로 건강을 챙기기 위해서는 비타민과 미네랄뿐만 아니라 유산균도 꼼꼼히 챙겨야 할 것입니다.

●●●● '대변은행'과 장수의 상관관계

세상에는 여러 가지 은행이 있습니다. 돈을 보관하는 은행뿐 아니라 사람의 혈액을 보관하는 혈액은행, 정자를 보관하는 정자은행 등…. 그런데 여기에 더해 최근 흥미로운 은행이 하나 더 생겼습니다. 바로 건강한 대변을 보관하는 '대변은행'입니다. 더러운 대변을 대체 왜 은행까지 만들어서 보관해야 하는 것일까요?

2012년, 미국 보스턴에 대변을 보관하는 은행, 일명 '오픈바이옴openbiome'이 개설되었습니다. 여기에 대변을 기증하면 약 40달러(약 4만 8,000원) 정도를 받습니다. 물론 아무나 자신의 대변을 기증할 수는 없습니다. 이곳에서는 아주 건강한 대변만을 받고 있기 때문입니다. 특별한 질병이 없어야 하고, 정상 체중이어야 하며 알레르기나 자가면역 질환이 전혀 없어야 합니다. 그뿐 아니라 최근 일정 기간 동안 항생제를 사용한 적이 없어야 하는 등 조건이 매우 까다롭습니다.

그렇다면 이렇게 모은 건강한 대변을 대체 어디에 사용하는 것일까요? 오픈바이옴에서 필요한 것은 대변 자체가 아니라, 대변 속에 들어 있는 무수히 많은 '세균'입니다. 앞에서도 말했듯이 대변에서 수분을 제외하고 나면 약 40% 정도가 세균들, 즉 미생물 덩어리입니다.

최근 우리는 몸속 수많은 미생물이 가지고 있는 유전 정보에 주목하기 시작했습니다. 이 유전 정보는 '미생물microbe'과 '생태계biome'의 뜻이 합쳐진 '마이크로바이옴micorbiome'이라고 불립니다. 마이크로바이옴이 가지고 있는 유전 정보는 사람이 가진 유전 정보의 약 100배까지 될 것이라 추정하고 있는데요. 한마디로 나의 몸에 살고 있는 세균들이 어떤 종류냐에 따라 나의 마이크로바이옴 조성이 달라지고 그것은 건강에 엄청난 영향을 미친다는 것입니다.

마이크로바이옴이 건강에 중요하다는 사실을 처음 밝힌 연구가 있습니다. 2006년, 미국 워싱턴대 제프리 고든Jeffrey I. Gordon 박사는 뚱뚱한 쥐와 마른 쥐의 대변을 채취한 후, 장에 아무런 균이 살고 있지 않은 실험용 무균 쥐들에게 2가지 대변을 각각 주입했습니다. 그리고 똑같은 양의 먹이를 먹이며 관찰했죠. 그 결과, 뚱뚱한 쥐의 대변을 주입받은 쥐는 마른 쥐의 대변을 주입받은 쥐보다 체중이 2배 더 늘어났습니다.

고든 박사는 여기서 추가적인 실험을 진행했습니다. 이번에는 사람의 대변을 무균 쥐에 주입하는 것이었습니다. 유전적으로 같은 쌍둥이의 대변을 선택했습니다. 그 결과, 쌍둥이 중에서도 뚱뚱한 사람의 대변을 이식받은 무균 쥐는 뚱뚱해지기 시작했으나 날씬한 사람의 대변을 이식받은 무균 쥐는 날씬한 상태를 유지했습니다. 이러한 연구 결과가 저명한 학술지 〈셀cell〉에 실리면서 세계적인 마이크로바이옴 연구 열풍이 일었습니다.

그 후, 여러 가지 마이크로바이옴 연구 결과들이 발표되었습니다. 사람이 가지고 있는 장내 세균의 종류에 따라 여러 가지 질병이 생기거나 악화될 수 있다는 연구들이었는데, 그 질병들에는 비만, 당뇨와 같은 대사성 질환이 많았습니다. 그뿐만 아니라 아토피, 류마티스와 같은 면역성 질환들도 관련이 있었고, 파킨슨병과 같은 신경계 질환과 암, 골다공증 같은 노화 관련 질환, 우울증이나 자폐증 같은 정신 질환과도 관련이 있다고 밝혀졌죠. 한마디로 우리 인간은 건강을 위해 함께 살아가고 있는 세균들까지 함께 건강해져야 한다는 사실을 알게 된 것입니다. 그러면서 사람들은 인간의 유전자만으로 설명할 수 없었던 인체의 다양한 문제점과 수수께끼를 풀 수 있는 실마리가 바로 마이크로바이옴이라고 생각하기 시작했고, 이것을 '제2의 유전자'라고 부르게 되었습니다. 그래서 건강한 대변을 모아 연구하는 대변은행이 탄생하게 된 것입니다.

그렇다면 건강한 마이크로바이옴을 유지하기 위해서는 어떻게 해야 할까요? 먼저 장에 사는 세균 종류를 알아보죠. 크게 3가지로 나눌 수 있습니다. 첫째는 우리 몸에 좋은 영향을 주는 '유익균'입니다. 둘째는 몸에 해로운 독소를 가지고 있는 '유해균'입니다. 마지막은 때에 따라 유익균도 될 수 있고 유해균이 될 수도 있는 '중간균'입니다. 3가지 균들은 우리 장 속에서 매우 다양하고 복잡하게 얽혀 일종의 생태계를 이루고 살아갑니다.

사람마다 미생물의 종류와 숫자가 모두 다르고, 그만큼 모든 사람이 각기 다양한 장 속 미생물 생태계를 가지고 삽니다. 이러한 생태계는 그 사람이 평소에 어떤 음식을 주로 먹는지, 어떤 질병을 가지고 있는지, 항생제와 같은 약물을 자주 사용하는지, 스트레스 상황으로 장의 움직임이 달라지는지 등에 따라 결정됩니다. 그래서 건강한 미생물 생태계를 가진 사람들은 건강한 마이크로바이옴과 함께 살아가는 것입니다.

건강한 마이크로바이옴을 유지하기 위한 방법은 지금까지 여러 번 강조했던 장 건강 유지법과 같습니다. 첫째, 유익균이 풍부한 음식들을 많이 먹어야 합니다. 네, 발효음식입니다. 김치, 된장, 치즈, 요거트와 같은 식품에 유익균이 풍부하게 들어 있습니다. 특히 한국인이 많이 먹는 김치와 된장에는 아주 건강한 유산균이 많이 들어있죠.

둘째, 유산균의 먹이가 되는 프리바이오틱스 즉, 식이섬유도 함께 섭취해야 합니다. 주로 신선한 채소들에 많이 함유되어 있습니다. 상추, 양배추, 오이, 당근, 나물류 모두 좋습니다. 이러한 식이섬유를 유산균이 많은 발효식품과 꾸준히 섭취하는 것은 장의 세균총을 건강하게 만들어주는 아주 기본적인 방법입니다. 시중에 판매되는 유산균 관련 제품들이 프로바이오틱스와 프리바이오틱스를 함께 판매하는 이유도 유익균(프로바이오틱스)의 생존을 돕는 프리바이오틱스가 반드시 필요하기 때문입니다.

마지막으로 항생제를 남용하지 말아야 합니다. 항생제는 유익균이 포함된 세균총을 망가뜨리는 폭탄과도 같습니다. 물론 항생제를 꼭 써야 하는 상황이라면 당연히 써야 하지만, 무분별한 항생제 사용은 세균 생태계를 파괴하는 원인이 될 수 있으므로 주치의와 상의해 신중하게 사용해야 합니다.

진짜 디톡스란
무엇일까?

● ● ● ● **조용히 파업을 선언하는 간**

최근 젊고 활력 있는 삶에 대한 관심도가 높아지면서 피로의 가장 큰 원인으로 알려져 있는 간 기능에 문제가 없는지를 궁금해하는 환자들이 많아졌습니다. 물론, 간은 우리 몸의 피로를 풀어주는 아주 중요한 장기입니다. 간의 가장 중요한 역할은 역시나 해독이죠. 그리고 간은 영양소를 저장하는 창고이기도 합니다. 많은 영양물질의 원료를 저장하고 있다가 새로운 물질을 만들어내죠. 간의 역할이 이렇게 중요한 만큼 피로를 느끼게 되면 가장 먼저 하는 검사가 간에 대한 검사입니다. 일상의 활력을 잃어버린 많은 환자들이 저의 진료실을 찾아오기 전에 혈액 검사나 초음파를 통해서 간 검사를 해보곤 합니다. 그러나 전혀 이상 없다는 이야기를 듣게 되는 경우가 대부분이죠.

"요즘 너무 피곤하고 힘들어서 가까운 병원에서 혈액 검사를 해봤어요."

많이 수척하고 피곤해 보이던 수험생이 혈액 검사 결과지를 저에게 내밀며 말했습니다. 간에 대한 정밀검사였고, 역시 아무런 이상이 없는 정상 상태였습니다.

"간에는 아무 이상 없으니까 간 때문에 제가 이렇게 피곤한 건 아닌 거죠?"

저는 환자들에게 이런 질문을 받을 때마다 어떻게 설명해야 할지 망설이게 됩니다. 저는 천천히 입을 열었습니다.

"네, 검사 결과가 모두 정상으로 나왔기 때문에 간에 특별한 질병은 없습니다. 그런데 원래 간이 잘 해내야 하는 기능이 있죠?"

"네, 원래 간은 해독을 하는 곳이잖아요."

"맞아요. 간은 우리 몸에 있는 모든 독소를 해독하는 아주 중요한 작용을 합니다. 그게 바로 정상적인 간의 기능이죠. 그런데 문제는 간에 특별한 질병이 없다는 것이 꼭 간이 정상적인 해독 기능을 충분히 해내고 있다는 걸 의미하지는 않는다는 것입니다.

검사 결과에 아무 이상이 없다는 것은 간에 간염이나 지방간 같은 병이 없다는 것이지, 간세포 내에서 일어나는 해독 과정이 아주 잘 되고 있다는 것을 보여주는 건 아니죠."

그 말을 듣고 있던 환자는 잠시 고개를 갸우뚱하다가 마른침을 삼키며 저에게 다시 물었습니다.

"그게 무슨 말이죠? 잘 이해가 안 되네요. 분명 간 수치는 정상인데요."

"저희가 지금 혈액 검사로 간의 효소 수치를 확인하는 것은 간에 어떤 병이 있는지를 보는 것입니다. 혹시 간염이나 지방간 때문에 간세포가 파괴되어 수치가 올라가고 있는지를 확인하는 것이죠. 간세포가 파괴되지 않았다면 혈액 검사에서는 모든 것이 정상으로 나옵니다. 그래서 화학반응이 원활하지 않은 상태에서도 간 수치 검사 결과는 정상으로 나올 수 있습니다. 간세포 안에서는 복잡한 화학반응을 거쳐 해독 작용이 일어나는데, 그 화학반응이 잘 이루어지지 않으면 독소들이 해독되지 않아 온몸으로 퍼지게 되고요."

"그럼 간의 해독 기능이 원활한지는 어떻게 알 수 있죠?"

"아주 좋은 질문입니다. 혈액 검사로 간 수치를 확인해보는 것으로는 알 수 없고, 소변 유기산 검사를 해보면 알 수 있습니다. 소변을 통해 간의 해독 과정에서 생기는 생화학물질들을 검사해

보면 화학반응의 어느 단계에서 문제가 생기고 있는지를 확인할
수 있죠.”

환자의 소변은 기능의학 검사센터로 보내졌고 그 결과, 그의
간 해독 기능에 많은 문제가 있다는 것을 알게 되었습니다. 이렇
듯 우리는 독소를 잘 해독해나가야 건강하고 활력 넘치는 삶을
살아갈 수 있습니다. 너무 많은 독소에 노출되거나 해독 기능이
현저히 떨어지게 되면 피로를 비롯한 여러 증상들로 고통받게 됩
니다.

●●●● **스스로 버리고 없앨 줄 아는 몸**

우리는 최근 해독이라는 말을 많이 쓰고, 또 많이 듣고
있습니다. 오래전부터 한의학에서 해독이라는 말을 많이 써왔죠.
TV나 여러 매체에서도 해독의 의미는 아주 광범위하게 사용되
고 있습니다. 그래서 디톡스 다이어트, 디톡스 주스 등 몸에 좋은
모든 것에 해독(디톡스)이라는 말을 붙이고 있는 것입니다.

그뿐만이 아닙니다. 사우나나 찜질방에서 땀을 빼는 것도 해
독입니다. 몸의 노폐물이 땀을 통해 밖으로 빠져나가기 때문입

니다. 장의 숙변을 제거하는 것도 일종의 해독이죠. 장 해독이라고 불리는 이 시술은 장 안에 붙어 있는 찌꺼기들을 씻어주는 것을 말합니다. 경락 마사지도 일종의 해독이라고 할 수 있습니다. 림프순환을 좋게 해줘서 독소의 배설을 돕기 때문이죠. 심호흡을 하는 것도 마찬가지입니다. 깊은 호흡은 횡경막을 위아래로 움직여서 림프순환을 돕기 때문입니다. 이렇게 해독의 범위는 아주 넓습니다.

그런데 이렇게 해독을 광범위한 의미로만 생각하다 보면 핵심을 놓치기가 쉽습니다. 좁은 의미의 진정한 해독은 뒤로 한 채 곁가지 해독에만 시간과 돈을 투자해서 좋은 효과를 보지 못하는 경우가 많기 때문이죠.

진정한 의미의 해독이란 'detoxification'입니다. 독소를 제거하는 화학반응이죠. 앞에서 말한 것처럼 간세포 안에서 일어나는 복잡한 생화학반응으로 몸에 해로운 독소 물질이 여러 단계를 거쳐 해롭지 않은 물질로 바뀌거나 배출되는 과정입니다. 그래서 우리는 광범위한 해독의 범위를 조금 축소해서 진정한 해독이 잘 일어날 수 있도록 만들어줘야 합니다. 그 이후에 장의 숙변을 제거하거나 사우나, 경락 마사지 등을 통해서 림프순환을 좋게 하는 등의 부차적인 해독을 해야 하는 것이죠. 실제로 기능의학 진료에서는 이런 해독반응 단계의 문제점들을 소변 유기산 검사를 통해서 확인할 수 있습니다. 그리고 그것은 어떤 영양소를 어떻게 배치해야 할지를 결정하는 데 아주 중요한 과정입니다.

또 앞에서 언급했던 장 누수 증후군은 해독 기능과 밀접한 연관이 있습니다. 장을 통해 투과되어 들어오는 독소들이 계속되는 한 간의 해독 기능에 아무래도 과부하가 걸릴 수밖에 없기 때문입니다. 또 장 누수 증후군이 있으면 실제 해독에 도움이 되는 많은 영양소를 흡수하기가 어렵습니다. 그래서 장 누수 증후군이 있는지 여부는 해독치료에 있어서 아주 중요한 부분입니다. 만약 있다면 장 누수 증후군을 함께 치료할 수 있는 기능의학 의사에게 치료를 받는 것이 좋죠.

간세포 안에서 일어나는 해독 과정은 크게 두 단계로 나뉩니다. 첫 번째 단계에서는 독소들이 화학반응을 거쳐서 중간물질을 만들어내고, 두 번째 단계에서는 그 물질들이 다시 한번 화학반응을 거쳐서 무해한 물질로 바뀌거나 배설되죠. 이 과정에서 첫 단계에 필요한 효소와 영양소가 두 번째 단계에 필요한 것과는 좀 다릅니다. 그러다 보니 사람마다 해독 기능에 차이가 생기는 것입니다. 어떤 사람은 첫 번째 단계에 비해 두 번째 단계의 반응이 아주 잘 일어납니다. 그러나 반대로 어떤 사람은 두 번째 단계에 비해 첫 번째 단계의 반응이 빠르죠. 가장 좋은 것은 두 단계의 반응이 모두 잘 이루어지는 것입니다. 그래야 중간물질이 빨리 해독됩니다. 그런데 흔히 첫 단계에서 만들어지는 중간물질이 애초의 독소보다 더 독성이 강한 경우가 많습니다. 그러다 보니 첫 단계 화학반응은 아주 좋은데, 두 번째 단계의 반응이 느리게 되면 오히려 더 많은 독소에 의해 우리 세포들이 큰 손상을 받게 되는 것입니다.

결론적으로 좋은 해독 기능을 가지려면 두 단계의 조화가 잘 이루어져야 합니다. 뿐만 아니라 두 단계에 각각 필요한 효소와 영양소들을 충분히 공급해줘야 합니다. 중간물질의 독성을 막아줄 수 있는 항산화 물질도 물론 충분히 공급해야 하죠.

●●●● 독소 없는 세상은 없다

얼마 전 존경하던 가정의학과 선배님인 이영진 교수의 《해독의학》이라는 책을 보게 되었습니다. 책을 읽으며 제가 느낀 것은 평소 수많은 환자에게 독소와 해독에 대한 이야기를 하며 살아왔지만, 독소 없는 세상은 없다는 것이었습니다. 너무나도 광범위한 지구상의 모든 독소에 대해 모두 이야기할 수는 없지만, 심각성을 강조하기 위해서 책에 나온 몇 가지 데이터를 인용해 설명해보려고 합니다. 출간된 지 무려 10년이 넘은 책이지만 여전히 적용 가능한 사례들입니다.

청정지역으로 알려진 북극에 사는 곰은 환경 독소를 가지고 있을까요? 2005년 보도된 뉴스에 따르면 북극에 사는 곰의 몸에서 'PCB'라고 알려져 있는 폴리염화비페닐polychlorinated biphenyl이 검출되었다고 합니다. 이 PCB는 주로 플라스틱 제품에 들어 있으며, 암을 일으키는 환경 유해물질 중 하나입니다. 이것은 공기를 통해서 전 세계로 퍼져나가죠. 또 땅으로도 흡수됩니다. 그렇게 되면 동물, 식물뿐 아니라 사람의 몸으로도 들어오게 되는 것입니다.

최근 노르웨이 오슬로대 연구진은 이 PCB가 범고래 몸속에 쌓인 뒤 대물림되고 있다는 충격적인 사실을 발견하기도 했습니다. 세월이 흘렀음에도 이 문제가 여전히 진행 중이라는 방증이죠. 연구진은 2015년부터 2017년까지 3년간 해안으로 밀려온 범고래 사체 7마리와 어망에 걸려 숨진 범고래 1마리의 조직 표본을 연구했는데, 그 결과 대부분의 화학 물질은 범고래의 지방에 축적돼 있었지만 새끼 범고래의 경우에는 위 속에 남아 있는 어미의 젖에서도 확인되었다고 합니다.

우리가 아주 편리하게 사용하고 있는 플라스틱도 환경 유해물질의 온상이 되고 있습니다. 플라스틱은 고분자 화합물로 아주 딱딱하기 때문에 이것을 부드럽게 만들기 위해서는 첨가물이 필요하죠. 그중 하나가 인체에 유해한 프탈레이트phthalate입니다. 이런 물질들은 세포에 들러붙어서 기능을 망가트립니다. 호르몬 수용체에 붙어서 성욕이나 활력을 떨어뜨리기도 하고, 뇌세포를 손상시켜서 정서불안이나 학습장애를 일으키기도 하며, 장기에 오래 축적되면 암을 유발하기도 합니다.

새집증후군도 대표적인 사례입니다. 새집으로 이사를 한 사람들은 이유 없이 머리가 멍하고 아프며, 천식, 메스꺼움, 관절염, 우울증 등의 증세를 보이기도 하는데, 이런 증상은 건축자재로 사용된 발포우레탄 등의 절연재 때문인 것으로 알려졌습니다. 우리 몸에 유해한 이런 유해물질들은 이미 광범위하게 사용되어 왔죠.

집이나 사무실의 건축자재뿐 아니라, 우리가 흔하게 사용하는 모든 제품에 문제가 있습니다. 우리가 쉽게 사용하는 살충제, 섬유 탈취제, 공기 청정제에도 마찬가지로 유해물질이 있습니다. 물론 최근에는 이러한 건축자재나 생활 제품에서 유해한 물질을 제거하려는 움직임이 많아졌지만, 이런 물질들을 완전히 제거하기는 어려운 것이 현실입니다.

뿐만이 아닙니다. 집 밖으로 나가면 자동차들이 뿜어내는 매연이 온 하늘을 뒤덮고 있습니다. 담배 연기에도 아주 많은 발암물질이 포함되어 있죠. 이렇게 우리가 먹고, 자고, 생활하는 모든 곳에서 환경 독소 물질은 넘쳐납니다.

수많은 독소 물질 중 중금속도 큰 부분을 차지합니다. 중금속은 원래 지구를 구성하는 자연적인 물질이죠. 그런데 중금속은 쉽게 분해되거나 소멸되지 않습니다. 그래서 동물들의 먹이사슬에 의해 결국 우리 몸까지 들어오게 됩니다. 한 번 몸속에 들어오게 된 중금속은 스스로 분해되지 않기 때문에 계속해서 쌓이고, 그렇게 쌓인 중금속들은 우리 몸의 여러 가지 세포 기능에 악영향을 미치며 발암물질로도 작용하게 됩니다.

가장 흔하게 발견되는 중금속으로는 카드뮴cadmium, 알루미늄, 수은, 안티모니antimony, 납, 비소 등이 있습니다. 각종 환경 쓰레기나 소각물, 자동차 매연가스, 공장폐수, 살충제나 농약, 또 여러 가지 음식물에 의해서 우리 몸으로 들어오게 되죠.

그래서 이유 없이 피로할 뿐 아니라 여러 증상을 호소하는 환자들에게 중금속 검사는 한 번쯤 꼭 해봐야 할 검사입니다. 실제로 만성피로 클리닉을 찾는 환자들에게 중금속 검사를 해보면 수은이나 납, 알루미늄 등이 과다 검출되곤 합니다.

중금속이 아니더라도 우리가 많이 접하는 독소는 또 있습니다. 그것은 바로 우리가 흔히 먹고 있는 식품 첨가물들입니다. 가공된 모든 음식에는 식품첨가물이 들어가지 않을 수 없죠. 우리가 흔히 먹는 햄, 과자, 음료수, 주스, 라면, 우유, 아이스크림, 단무지 등 모든 음식에 색소나 가공첨가물이 들어 있다는 사실을 알고 있을 것입니다. 우리는 아무런 생각 없이 하루에도 여러 가지의 가공식품을 먹고 있습니다. 그러나 1가지의 가공식품에는 적게는 5가지에서 많게는 20가지 이상의 화학 식품첨가물이 들어 있습니다. 산도 조절제, 식용색소, 화학 감미료, 향미증진제, 산화방지제 등 그 종류도 아주 다양하죠. 그래서 자칫 잘못하면 하루에 60여 가지 이상의 식품첨가물을 먹게 되는 것입니다. 이런 식품 첨가물들은 아주 미량으로는 문제를 일으키지 않을 수 있지만 다량으로 먹게 되면 독소로 작용하게 되고, 결국 해독이 필요하게 되며, 간의 해독 기능에 과부하를 만들어냅니다.

우리는 지구라는 환경 속에서 살아갑니다. 그러나 지구 어디에서든 중금속을 비롯한 많은 독소를 접하며, 또 삼키며 살아갈 수밖에 없죠. 그래서 지금까지는 간과하고 지냈던 모든 독소를 재인식할 필요가 있습니다. 우리는 세포 기능을 최대한 유지하여 최고의 컨디션을 만들어야 합니다.

○ ○ ○ ○ ○ 우리 몸 속 해독의 중심

앞에서 이야기한 것처럼 우리는 독소를 피해서 살 수 없습니다. 그래서 독소로부터 100% 자유로워질 수 없다는 것은 인정해야 하죠. 그렇지만 가능한 독소를 줄이고 최대한 해독 능력을 길러야 합니다. 이것만이 우리가 독소로부터 건강을 지킬 수 있는 유일한 방법입니다.

그렇다면 우리 몸에 침투하는 독소를 최소화하는 방법들을 간단히 살펴봅시다. 가장 먼저 음식부터 이야기해보면 설탕이 많이 들어간 음식, 카페인, 튀긴 음식은 되도록 적게 먹는 것이 좋습니다. 그래야 장 기능을 유지해서 장 누수를 예방할 수 있습니다. 또 식품첨가물이 많이 들어 있는 인스턴트 식품은 가능한 피해야 합니다. 큰 생선도 너무 많이 먹지 말아야 합니다. 수은이 들어 있기 때문이죠. 장점막 손상에 아주 중요한 원인이 되는 항생제, 진통제, 스테로이드제와 같은 약물을 남용하지 말아야 하고, 과도한 음주 역시 자제해야 합니다.

독소는 음식 외에도 호흡기를 통해서 많이 들어옵니다. 담배는 가장 많은 독소를 내뿜는 온상이기 때문에 반드시 피해야 합니다. 매연이나 살충제, 방향제 등도 가능한 피하는 것이 좋습니다.

피부를 통해서 들어오는 모든 물질도 조심해야 합니다. 샴푸나 화장품, 헤어스프레이 등에 들어 있는 수많은 화학물질을 경계하며 가능하다면 무해한 천연 화장품을 사용하는 것이 좋습니다.

이렇듯 외부에서 들어오는 독소를 최소화하면서, 동시에 우리의 해독 능력도 최대화해야 합니다. 가장 먼저, 해독의 중심, 간세포 안에서 일어나는 화학반응을 최대화하는 방법부터 알아봅시다.

모든 화학반응이 정상적으로 잘 돌아가기 위해서는 기본적으로 '물'이 필요합니다. 물이 부족하게 되면 우리 몸의 전체적인 대사 능력이 떨어지게 되고, 세포를 재생시켜주는 치유 과정이 늦어지면서 세포 기능이 떨어집니다. 그래서 우리는 충분한 물을 마셔야 합니다. 보통 하루에 1.5~2L 정도의 물을 마시는 것이 좋습니다. 그런데 물도 오염의 원인이 될 수 있습니다. 그래서 일반적으로 정수된 알칼리수를 마시는 것이 좋습니다. 커피나 녹차를 물 대신 마시는 것도 좋지 않습니다. 커피나 녹차에 들어 있는 카페인 성분 때문에 이뇨 작용이 일어나서 오히려 몸 안의 수분을 더 빠져나가게 하기 때문입니다. 그래서 순수한 물로 충분히 수분을 보충하는 것이 아주 중요합니다.

그럼 간세포에서 일어나는 해독 과정에서 꼭 필요한 영양소들을 알아봅시다. 먼저, 간세포에서 일어나는 해독 과정 중 1단계에 꼭 필요한 영양소들은 비타민A, 비타민B3, B6, B12, 엽산 같은 미세 영양소들입니다. 또 글루타티온, 플라보노이드와 같은 항산화 물질들이 이 단계에서 원활한 해독 작용을 돕습니다. 2단계에서는 주로 글리신glycine, 타우린taurine, 글루타민, 시스테인cysteine 등의 아미노산이 중요한 역할을 합니다. 1단계에서 2단계로 넘어가기 전, 중간물질의 독성을 완화시키기 위해서는 비타민 A, C, E와 같은 항산화 비타민과 셀레늄, 아연, 구리, 망간과 같은 미네랄들, 또 코엔자임 큐텐, 바이오플라보노이드bioflavonoid, 실리마린silymarin 같은 강력한 항산화 물질들이 필요합니다.

결론적으로 이런 영양소들이 충분히 들어 있는 식생활이 중요합니다. 다시 말해, 비타민과 미네랄이 풍부한 현미밥이 흰쌀밥보다는 더 도움이 됩니다. 그리고 신선한 야채와 과일을 자주 먹어야 하죠. 또 마늘, 양파, 푸른 잎 채소를 충분히 먹는 것이 좋습니다. 그리고 반드시 적절한 단백질을 섭취해야 합니다. 단백질은 아미노산으로 분해되어 해독 과정에 사용되기 때문에 매일 조금씩이라도 꾸준하게 섭취하는 것이 좋습니다. 단백질은 계란, 고기, 생선, 콩, 두부 등으로 섭취할 수 있으며 가능한 고기나 계란의 조리방법은 삶는 것이 좋습니다. 이렇게 담백한 양질의 단백질을 자주 섭취해야 합니다.

그렇지만 먹는 음식만으로 모든 영양소를 골고루 섭취할 수는 없습니다. 그래서 반드시 충분한 미세 영양소 공급을 위한 종합 비타민, 미네랄 보조제와 오메가-3 지방산 보조제를 함께 섭취하는 것이 좋습니다.

이렇게 피해야 할 음식과 먹어야 할 음식을 충분히 이해하고 더불어서 양질의 보조제를 함께 섭취하는 것이 해독의 기본입니다. 더불어 장 누수 증후군이 의심되는 경우에는 반드시 전문적인 치료를 받아야 합니다. 그래야만 식이요법과 영양요법이 더욱 빛을 발할 것입니다.

극도의 스트레스 상황 속,
우리를 지켜주는 호르몬

●●●● **'산후풍'의 진짜 이름**

진료실에서 저는 많은 여성 환자를 만납니다. 여성과
남성이 다르다는 것은 누구든지 다 알고 있는 사실이지만 기능의
학적으로 여성과 남성은 우리가 일반적으로 알고 있는 차이점 외
에도 큰 차이점이 있습니다. 여성은 남성과 다르게 아기를 잉태
할 수 있는 자궁을 가지고 있습니다. 또 아기에게 영양분을 전해
줄 수 있는 유방조직도 가지고 있죠. 그리고 이렇게 위대한 기관
의 원활한 작용을 위해 남자보다 훨씬 더 복잡한 호르몬 작용을
일으킵니다. 또 여성은 남성이 한 번도 경험하지 못하는 극한의

스트레스를 경험합니다. 바로 출산이죠. 진료실에서 많은 여성 환자를 보다 보면 이런 이야기를 많이 듣습니다.

"애를 낳고 나서 몸이 너무 안 좋아졌어요."
"첫째보다 둘째를 낳고 나서 더 심해진 것 같아요."
"애 낳고 산후조리를 잘 못해서 항상 산후풍에 시달려요."

이런 이야기는 저뿐만 아니라 여성을 진료하는 모든 의사가 자주 듣는 이야기일 것입니다. 저도 처음에는 이런 이야기들을 들을 때마다 그것을 환자만의 일시적인 문제로 가볍게 생각했습니다. 그러나 어느 순간, 이런 여성들이 생각보다 더 많을 것 같다는 호기심에 단순히 감기로 진료를 받는 여성 환자들에게도 출산 전후의 건강 상태를 비교해서 물어보기 시작했습니다. 그러자 놀랍게도 아주 많은 여성이 출산 전보다 출산 후에 건강 상태가 안 좋아졌다고 이야기했고, 또 심한 산후풍이 있다고 말하는 사람들도 많았습니다.

그러나 저는 산후풍이 무엇인지 알지 못했습니다. 산후풍의 증상을 정리해보자면 손발이 차고 시리며 자주 피곤하고 여러 관절이 아픈 것입니다. 잠을 깊이 못 자고 여기저기 근육이 시리며 기운이 없다고도 하죠. 이런 증상들의 원인을 찾기 위해 검진도 받아보았지만 별다른 이상을 찾지는 못했다고 합니다.

이상하게도 '산후풍'이라는 질병은 현대의학 교과서에서 전혀 찾아볼 수 없는 것입니다. 병명으로 명확히 구분되어 있지 않아서 의사들은 이런 증상의 환자를 만날 때 혼란스러워지죠. 환자는 정말 아픈 것 같은데 무엇이 문제인지를 모르겠는 것입니다. 저는 우연히도 세포를 연구하는 과정에서 이런 문제의 원인을 짐작하게 되었습니다.

10여 년 전, 여러 세미나를 찾아다니던 시절 알게 된 질병이 있었습니다. 바로 '윌슨 증후군wilson's syndrome'이죠. 이 병은 의학 교과서에 등장하는 '윌슨병wilson's disease'과 다릅니다. 윌슨병은 구리가 과도하게 몸 안에 축적되어 생기는 질환이죠. 질병의 이름은 보통 그 병을 발견한 사람의 이름을 따서 지어지는데, '윌슨'이라는 이름을 가진 의사는 아마도 여러 명이었을 것입니다.

당시 만성피로를 연구하던 저는 윌슨 증후군의 가장 주요한 증상이 '피로감'이라는 점에 깊은 매력을 느꼈습니다. 의과대학을 다니고, 수련의 과정을 마친 후, 전문의 과정이 끝날 때까지 단한 번도 책에 등장하지 않았던 이 질병은 과연 무엇일까 하는 저의 호기심은 윌슨 증후군에 대한 책을 주문하게 만들었습니다. 하루하루 손꼽아 기다린 책 안에는 제가 기대한 것만큼 놀라운 사실들이 있었습니다. 저는 며칠 동안 시간 가는 줄 모르고 책을 읽어 내려갔습니다. 윌슨 증후군의 증상들은 우리나라 여자들이 많이 호소하는 산후풍과 유사했습니다. 그리고 그런 증상이 생기는 이유에 대한 설명은 너무나 과학적이었습니다.

윌슨 증후군이 많이 생기는 원인에 대한 부분을 읽어 내려갈 때 '바로 이거야!'라는 생각이 머리를 내려쳤습니다. 윌슨 증후군이 생기는 원인은 아주 여러 가지였지만, 가장 큰 원인이 바로 '출산'이라고 적혀 있었던 것입니다. 그 책 어디에도 이 질병이 산후풍이라는 직접적인 언급은 없었지만 그것은 아마도 '산후풍'이라는 단어 자체가 없었기 때문일 것입니다. 저는 그 원인과 내용이 분명 우리가 지금까지 해결하기 어려웠던 산후풍이라는 것을 직감할 수 있었습니다.

윌슨 증후군은 우리가 아주 극심한 스트레스를 받았을 때 그 상황을 이겨내기 위해 몸이 적응하는 과정에서 생기는 질병입니다. 출산처럼 극한 스트레스 때문에 생기는 질병인 것이죠. 지금부터 윌슨 증후군에 대한 놀라운 이야기들을 해보도록 하겠습니다.

인생에서 가장 경이로운 스트레스 상황

윌슨 증후군은 한마디로 갑상선의 문제 때문에 생기는 질환입니다. 갑상선에 대해서는 모두 한 번쯤 들어보았겠지만 갑상선이 무슨 기능을 하는 기관인지 정확히 알고 있는 사람은 그리 많지 않을 것입니다. 먼저 갑상선이 무엇인지부터 알아보겠습니다.

갑상선은 목 앞부분에 위치한 기관으로 나비가 날개를 펴고 있는 모양입니다. 이곳에서는 아주 중요한 호르몬을 분비하는데, 이 호르몬의 이름이 바로 그 유명한 '갑상선 호르몬'입니다. 갑상선 호르몬은 사람이 살아가기 위해서 필수적인 호르몬입니다. 갑상선에서 만들어진 이 호르몬들은 혈관을 타고 온몸으로 퍼져나가 우리 몸의 많은 세포 기능을 적절하게 유지하죠. 대표적인 세포 기능인 대사 과정에 필수적인 호르몬인 것입니다. 이 호르몬에 의해서 대사 기능이 항진되고, 세포에서 산소의 소비량이 증가됩니다. 이 호르몬이 갑상선에서 만들어지고 혈액으로 분비되는 과정은 일련의 명령체계에 의해서 일어납니다.

호르몬 분비를 최초로 명령하는 곳은 바로 뇌 속의 시상하부입니다. 군대의 명령체계에 비유하면 시상하부는 군단장이죠. 그리고 시상하부의 명령을 받는 곳이 뇌하수체입니다. 군단장의 명령을 받는 사단장에 비유할 수 있겠습니다. 그리고 마지막으로 뇌하수체의 명령을 받는 곳이 갑상선이며 중대장에 비유할 수 있습니다. 군단장의 명령이 사단장에게 전달되고 다시 중대장에 전달되면서 호르몬들은 분비됩니다. 이 호르몬들을 병사에 비유하면 이 병사들은 혈액을 타고 자신이 작용해야 할 위치로 이동합니다. 그리고 각 조직에 들어가서 더욱 강력한 호르몬으로 변신하죠. 다시 말해, 처음에 갑상선에서 분비되는 'T4'라는 갑상선 호르몬은 별로 강력하지 않습니다.

그러나 조직에서 변화한 호르몬은 4배나 강력해지죠. 이렇듯 강력하게 변화한 갑상선 호르몬을 우리는 'T3'라고 합니다. 이것들도 모두 군대에 비유해서 T4를 제4군, T3를 제3군이라고 해보겠습니다. 중대에서 나온 제4군들은 혈액을 타고 각 조직으로 전달되어서 일정한 훈련을 마치고 제3군으로 다시 태어납니다. 그래서 제3군들이 세포에서 제4군보다 4배나 강력한 호르몬 작용을 하게 되는 것이죠.

이런 갑상선 호르몬들은 항상 일정하게 유지되어야 합니다. 만약 기능이 너무 높아지면 세포의 대사가 너무 항진되어서 문제가 생기고, 반대로 너무 기능이 떨어져도 문제가 생깁니다. 질병 때문에 갑상선 기능이 항진되면 세포의 활동이 너무 많아져서 피로해집니다. 그리고 물질대사가 항진되기 때문에 몸이 더워지고 외부 온도에 예민해집니다. 그래서 더위를 못 참고 땀을 많이 흘리며, 식욕은 증가하는데도 체중이 계속 줄어 대개 1~2개월 사이에 3~4kg씩 빠지죠.

맥박이 빨라지고 가슴이 두근거리며 부정맥이 생겨서 맥이 불규칙해지기도 합니다. 피부는 따뜻하고 습해지며, 목에 이물감이나 통증을 느끼기도 하죠. 신경이 예민해지고 불안해하며 늘 피로를 느낍니다. 잠을 못 자고, 손이 떨리며, 팔다리의 힘이 약해지고 심하면 마비증세가 나타납니다. 여자의 경우에는 생리 주기가 불규칙해지며, 양이 감소하거나 생리가 중단되기도 합니다. 갑상선이 있는 목 앞쪽이 튀어나오거나 심한 경우, 눈이 튀어나오는 수도 있습니다. 이런 현상을 '갑상선 기능 항진증'이라고 부릅니다.

반대로 갑상선 기능이 감소하면 어떤 증상이 나타날까요? 일반적으로는 부종이 생깁니다. 눈두덩이와 다리 등 전신에 부종이 생길 수 있습니다. 기력이 떨어지고 추위를 몹시 타며 탈모 증세도 나타나죠. 남성은 성욕 감퇴, 여성은 월경불순이 많습니다. 몸이 무겁고 허약해지며 권태감, 체중 증가, 변비, 식욕 감퇴, 감각이상, 목쉼, 탈모, 빈혈이 생기고 피부가 거칠어지거나 노란색을 띠기도 합니다.

여기서 윌슨 증후군의 증상과 '갑상선 기능 저하증'의 증상이 아주 유사하다는 것을 알 수 있습니다. 윌슨 증후군은 먼저 체온이 정상보다 0.5도 정도 낮아집니다. 그리고 피로감, 두통, 부종, 불안, 우울, 탈모, 성욕 감소, 변비, 건조한 피부와 모발, 불면증, 알레르기, 식은땀, 손발이 차고 추위를 못 참는 등 60여 가지의 증상이 나타날 수 있습니다. 증상만으로 보면 갑상선 기능 저하증과 아주 비슷하기 때문에 혈액 검사를 통해서 갑상선 호르몬 수치를 확인하게 되지만, 결과는 정상으로 나올 것입니다.

그래서 윌슨 증후군은 지금까지 현대의학에서 질병으로 분류되지 못했습니다. 혈액 검사상 특별한 이상이 없기 때문이죠. 그렇지만 분명 갑상선에 문제가 있는 것은 사실입니다. 갑상선 호르몬이 감소되었을 때 나타나는 증상이 생기기 때문이죠. 이것이 바로 혈액 검사의 한계점입니다. 혈액에서의 갑상선 호르몬 농도가 실제 세포 내에서의 갑상선 호르몬 상태를 나타내는 것은 아닙니다. 분명 혈액 내에서 제4군과 제3군의 농도는 정상입니다.

그런데 조직에서는 어떤 상태이기에 윌슨 증후군이 생기는 것일까요? 그 수수께끼를 아직도 대부분의 의사들은 풀지 못하고 있지만 그 원인은 분명합니다. 제4군이 제3군으로 다시 태어나기 위해 훈련을 받을 때, 능력이 부족한 훈육 대장이 이들을 제대로 훈련시키지 못하고 '역3군'이라는 새로운 호르몬을 만들어냈기 때문입니다. 이것이 바로 '리버스 T3$_{reverse T3}$' 호르몬입니다. 이 역3군들은 갑상선 호르몬의 기능을 전혀 하지 못합니다. 그러면서 제3군의 자리를 차지하고 제3군의 역할까지 방해하는 것이죠. 그런데 이런 일들은 모두 조직 내에서 이루어지기 때문에 혈액내 제4군과 제3군의 수에는 큰 변화가 없습니다. 그래서 혈액 검사에서는 모두 정상으로 나타나는 것이죠.

다시 정리해서 이야기하자면 조직으로 출동한 제4군이 제3군으로 변하지 못하고 역3군으로 변하면서 문제가 생기는 것입니다. 기능을 못하는 역3군이 많아질수록 제3군은 상대적으로 적어지고 세포에서의 적절한 호르몬 기능은 이루어질 수 없습니다. 그래서 혈액 검사 결과가 정상인데도 갑상선 호르몬 기능 저하의 증상들이 나타나는 것입니다.

그렇다면 왜 제4군이 제3군으로 변하지 못하고 역3군으로 변하는 것일까요? 이것은 스스로를 보호하려는 방어 작용 때문입니다. 예를 들어보겠습니다. 우리는 대한민국의 무서운 참사들 중 삼풍백화점 사건을 기억하고 있습니다. 수십 년이 지난 일이지만 아직도 그때를 생각하면 충격적이고 안타깝습니다. 그러나 무너져 내린 잔재 속에서 극적으로 구출된 몇 명의 생존자들이 있었습니다. 그들은 어둠 속에 갇혀서 꼼짝도 못 하고 며칠 동안 아무것도 먹지 못했지만 버텨냈습니다. 사람이 음식을 먹지 않고 얼마나 오래 살 수 있을까에 대해서는 아직도 논란이 많습니다. 그러나 극단적인 스트레스 상황에서 음식을 먹지 못하게 되면 우리 몸은 스스로 자신을 보호하기 위한 비상체제에 돌입합니다. 그중 가장 중요한 것이 모든 세포들이 에너지를 아껴 쓰기 위해서 신진대사를 줄이는 것이죠.

그러나 정상적인 갑상선 호르몬은 신진대사를 촉진합니다. 특히 제3군은 대사를 촉진하는 강력한 호르몬입니다. 이런 상황에서는 세포의 에너지를 빨리 사용하게 하는 제3군이 오히려 신체에 얼마 남아 있지 않은 에너지를 고갈시킬 수 있는 것이죠. 그래서 우리 몸은 스스로를 보호하기 위해 훌륭한 훈육 대장들을 모두 감금시키고 제4군이 제3군이 아닌 역3군으로 변하게끔 합니다. 이렇게 만들어진 역3군들은 세포에서 제3군이 역할을 하지 못하도록 하면서 세포의 신진대사를 최소화시켜 구출될 때까지 생명을 유지할 수 있도록 지켜줍니다.

그러나 이런 현상은 살을 빼기 위해서 금식을 하는 과정에서도 나타납니다. 심한 스트레스 상황에서도 우리 몸은 그 상황을 잘 극복하기 위해 신진대사를 줄이려고 하죠. 그 결과, 제3군 대신 역3군을 만들어내는 것입니다. 그런데 문제는 그다음입니다. 스트레스 상황이 종료되었는데도 제3군은 다시 만들어지지 않습니다. 이것은 어쩌면 우리 몸의 보호 작용에 대한 가혹한 대가일지도 모릅니다. 이렇게 스트레스 상황이 사라지고 정상화된 이후에도 제3군이 잘 만들어지지 않으면서 결국 윌슨 증후군에 시달리는 사람들이 생겨나게 되는 것이죠.

여자의 일생에서 가장 큰 스트레스 상황은 바로 출산일 것입니다. 큰 수술을 받는 것도 우리 몸에는 큰 스트레스죠. 사고에 의한 스트레스도 포함됩니다. 이외에도 우리 몸이 스스로를 보호하기 위해 제3군 대신 역3군을 만들어낼 만한 상황은 아주 많습니다. 그러나 빈도순으로 본다면 아마도 출산이 가장 많은 이유가 될 것입니다. 그리고 출산 후의 산후풍으로 고생하는 수많은 여성의 몸에서는 제3군 대신 역3군이 만들어지면서 갑상선 호르몬의 역할을 방해하고 있을 가능성이 큽니다.

●●●● **죽은 갑상선도 살려내는 영양소 조합**

그렇다면 윌슨 증후군을 치료하기 위해서는 어떻게

해야 할까요? 여러 가지 접근이 필요합니다. 가장 먼저, 갑상선 호르몬을 만들어내는 데 필요한 영양소들이 적절하게 보충되어야 합니다. 갑상선 호르몬의 원료는 '티로신'이라는 아미노산과 '요오드iodine'라는 미네랄입니다. 과거에는 요오드 섭취가 부족해서 갑상선 기능이 저하되는 환자가 많이 발생했습니다. 현재는 우리가 섭취하는 대부분의 소금에 요오드가 첨가되어 있어서 요오드 부족 현상은 매우 드물다고 생각할 수도 있지만 최근 다시 요오드가 부족한 사람들이 늘어나고 있습니다. 요오드가 우리 몸에서 사용되는 것을 방해하는 음식들도 있죠. 브로콜리나 케일, 콩, 잣, 수수 같은 식물들이 그런 음식에 해당됩니다. 물론, 이런 음식들도 조리해서 먹는다면 큰 문제는 없습니다.

이렇게 갑상선 호르몬의 원료는 티로신과 요오드이지만, 이 2가지 요소만으로 갑상선 호르몬이 만들어지는 것은 아닙니다. 갑상선 호르몬의 합성을 도와주는 영양소들도 있습니다. 바로 비타민 A와 E, C, 그리고 B2, B3, B6입니다. 이런 비타민들은 갑상선 호르몬이 정상적으로 만들어지기 위해서 필수적입니다.

제4군이 제3군으로 변화하는 과정이 원활하도록 도와주는 물질들도 있습니다. 아연, 구리, 셀레늄이라는 미네랄들입니다. 이 미네랄들은 제4군을 훈련시키는 훈육대장들을 돕습니다. 그중 아연은 부족 현상이 아주 많이 일어나는 미네랄 중 하나입니다.

통계에 의하면 여러 필수 미네랄 중에서 부족하기 쉬운 두 번째 미네랄이죠. 혈액 검사 결과, 제4군이 정상으로 나오더라도 아연이 부족한 경우에는 갑상선 기능이 저하될 수 있습니다. 이런 경우, 아연 보충제를 섭취하면 정상화되는 경우도 있습니다. 셀레늄도 아주 중요한 미네랄입니다. 지역적으로 토양에 셀레늄이 부족한 곳에 사는 사람들에게는 갑상선 질환이 더 잘 생긴다는 보고도 있습니다. 그래서 셀레늄의 보충도 아주 중요하죠.

그 밖에도 동물실험에서 항산화 보조제가 갑상선 기능을 향상시킨다는 연구들이 발표되었습니다. 갑상선 기능이 저하된 쥐에게 비타민C와 E, 그리고 생강과 식물인 심황 추출물을 투여한 결과, 갑상선 기능이 현저하게 향상되는 결과를 보여주었다고 합니다. 또 다른 동물실험에서는 간에서 주로 해독에 사용되는 글루타티온이라는 주요 항산화제가 적을수록 갑상선 기능이 저하된다는 보고도 있었습니다. 물론, 인체 실험에서 나타난 것은 아니지만 갑상선 기능을 향상시키는 데 여러 항산화제가 중요할 것이라고 생각됩니다.

갑상선 호르몬의 기능을 향상시키기 위해서는 운동도 아주 중요합니다. 운동은 갑상선 호르몬의 분비를 촉진시킬 뿐 아니라, 세포들이 갑상선 호르몬에 잘 반응하도록 해주는 역할도 합니다.

특히 갑상선 호르몬의 기능이 떨어져 있으면 체중이 늘기 쉽고, 그래서 체중 감량을 위한 다이어트를 하는 사람들이 많습니다. 그러나 이들이 살을 빼기 위해 식사량을 줄임으로써 신체의 기초대사량은 감소하게 되죠. 그렇게 되면 에너지 소모가 줄어들어서 체중을 감량하기가 더 어려워집니다. 운동은 다이어트로 인해 기초대사량이 감소하는 것을 막아줄 수 있습니다. 운동할 때는 너무 더울 때 하지 않는 것이 좋고, 너무 힘들지 않은 운동이 좋습니다.

위에서 설명한 여러 가지 방법으로도 호전이 되지 않을 때는 갑상선 호르몬을 직접 사용하는 치료법이 있습니다. 보통 갑상선 기능 저하증의 치료에는 제4군 호르몬을 많이 사용하는데, 윌슨 증후군의 경우에는 제4군이 처음에는 도움이 될 수 있지만 몇 개월 후에는 증상을 더 악화시킬 수 있습니다. 제4군이 제3군으로 변하지 못하고 역3군으로 변하기 때문이죠. 그래서 제4군을 투여하면 처음에는 제3군으로도 일부 변화되면서 약간의 호전을 보일 수 있지만, 상대적으로 역3군도 많아지기 때문에 결국은 증세가 다시 나빠집니다. 그래서 아무래도 제3군을 직접 투여하는 방법이 가장 바람직합니다.

그러나 이 방법에도 문제가 있습니다. 제3군이 약으로 투여될 때, 작용시간이 매우 짧아 부작용이 심하게 나타날 수 있기 때문이죠. 그래서 현재 미국에서는 윌슨 증후군을 연구하는 치료그룹이 따로 있으며 이곳에서는 특별하게 조제된 제3군을 사용합니다. 약물이 천천히 흡수될 수 있도록 해서 효과의 지속시간을 늘리고 부작용을 줄이는 방법으로 치료하는 것이죠. 그러나 현재 우리나라에는 이런 약제가 없습니다.

물론, 반드시 이런 약제를 사용해야 하는 것은 아닙니다. 갑상선은 부신 기능의 문제와도 깊은 연관성을 가지고 있고, 연관된 증상들이 1가지 문제만 해결해준다고 다 되는 것은 아니기 때문에 연관된 모든 문제의 해결을 위한 영양치료와 생활습관의 변화가 가장 중요할 것입니다.

'저녁 있는 삶'은 아마 모두가 꿈꾸는 삶일 것입니다. 그러나 진짜 저녁 있는 삶을 누리기 위해서는 몸과 마음이 모두 건강해야 합니다. 밤에 잠을 '제대로' 잘 수 있어야 하고, 일하며 받은 스트레스를 퇴근 후 일상에까지 끌어들이지 않을 수 있는 강한 멘탈을 지녀야 합니다. 오늘날 많은 사람이 건강한 몸보다 건강한 멘탈 만드는 것을 더 어려워하죠. 이 장에서는 어떻게 하면 잘 잘 수 있는지, 어떻게 하면 진짜 휴식을 취할 수 있는지, 수면부터 멘탈 관리까지 해가 진 이후의 삶에 대한 이야기를 해보려 합니다.

저녁 있는 삶,
밤이 있는 삶

아침형 인간 vs.
저녁형 인간

● ● ● ● **잠이라고 다 같은 잠이 아니다**

　　바쁘게 살아가는 현대인들은 늘 잠과의 전쟁을 치릅니다. 시간이 없어서 잠을 못 자든, 깊은 잠에 드는 것이 어렵든, 아무튼 정상적인 수면이 어려운 경우에 피로감은 더 심해지죠. 사실 수면은 사람이 살아가는 데 가장 필수적인 요소입니다. 사람은 잠을 자지 않고 살 수 없습니다.

　　잠을 자는 동안 우리 몸은 여러 가지 일을 합니다. 우리가 깨어 있는 동안에 쌓인 뇌 신경의 독소를 제거해주고, 피로를 풀어주는 것이 첫 번째입니다. 또 잠을 자는 동안에는 최소한의 에너지를 사용하면서 에너지를 보존하기도 하죠. 그리고 수면 중에는 우리 몸의 여러 가지 중요한 호르몬들이 분비됩니다. 기억력을 유지하는 데 잠은 필수적이죠. 우리의 뇌는 잠을 자는 동안에도 일을 하고 있는 것입니다.

그렇다면 실제로 사람이 오랫동안 잠을 자지 않으면 어떻게 될까요? 연구 사례들을 보면 결국 면역체계에 이상이 온다는 것을 알 수 있습니다. 집중력이 떨어지고 마치 술에 취한 것처럼 실수를 반복하게 되어 큰 사고로 이어지기도 하죠. 그리고 결국은 감염증으로 사망에 이르게 된다는 연구 발표가 있습니다.

그만큼 잠은 아주 필수적이면서도 중요한 휴식입니다. 그래서 우리는 잠에 대해 더 깊은 관심을 기울여야 합니다. 그리고 효과적으로 수면을 이용할 방법에 대해서도 생각해봐야 합니다. 사실 얼마나 자야 하는지에 대한 정확한 답은 없습니다. 단지 일상생활 중 졸지 않으면서 정상적인 활동을 할 수 있는 정도의 수면이 좋습니다. 평균적으로는 약 7~8시간 정도라고 합니다. 그러나 사람마다 개인차는 크죠. 그래서 잠이 많은 사람은 8시간을 자도 피로할 수 있지만, 잠이 적은 사람은 5시간만 자도 피로를 느끼지 못하는 것입니다.

그렇지만 잠이 많은 사람이든, 적은 사람이든 정상적인 수면 패턴으로 충분히 잠을 자는 것은 아주 중요합니다. 보통 수면은 렘REM수면과 비렘non-REM 수면으로 나뉘는데, 여기서 렘수면은 눈동자가 빨리 움직이는 '안구운동 수면'입니다. 빠른 안구운동을 뜻하는 'Rapid Eye Movement'의 약자가 바로 'REM'인 것이죠. 렘수면을 할 때 우리는 주로 꿈을 꾸며 정서적인 회복을 합니다. 렘수면은 전체 수면의 약 4분의 1 정도를 차지합니다.

나머지 4분의 3에 해당하는 수면이 바로 '비 렘수면'입니다. 이 시기에 우리 근육과 골격에 쌓인 피로를 회복합니다. 이런 비 렘수면은 네 단계로 나뉘는데, 3, 4단계 수면은 깊은 수면을 말합니다. 깊은 수면까지 충분하게 이루어져야 피로회복에 좋죠.

비 렘수면의 네 단계와 렘수면의 한 주기는 약 90분 정도입니다. 90분을 주기로 다시 비 렘수면과 렘수면이 돌아오게 되죠. 그래서 우리는 하룻밤에 5주기 정도를 거치며 잠을 자는 것입니다.

피로를 심하게 호소하는 환자들 중에는 정상적인 수면을 이루지 못하는 경우가 종종 있습니다. 정상적인 수면이 방해받는 것이죠. 대표적으로 수면 무호흡증이 있는 경우입니다. 수면 무호흡증은 잠을 잘 때 기도가 심하게 좁아지는 증상입니다. 이렇게 되면 공기가 기도를 통과하면서 코골이가 생기게 됩니다. 그러다가 아예 기도의 벽이 서로 달라붙게 되면 일시적으로 숨이 멎는 무호흡이 생기는 것이죠. 코 고는 소리가 심하게 들리다가 갑자기 호흡이 멈추면서 조용해지는 경우가 이것입니다. 그리고 잠시 후, 다시 크게 숨을 쉬게 되는데 이때 자신도 모르게 잠을 깨게 됩니다. 그러나 잠에서 깬 시간이 너무 짧아서 당사자는 다음 날 아침에 자신이 잠에서 깼었다는 사실을 기억하지 못합니다. 하룻밤에 수십 번에서 수백 번을 깼는데도 말이죠. 이렇게 되면 아침에 일어나서도 잠을 잔 것 같지 않은 피로가 계속될 수 있습니다.

자신이 수면 무호흡일 가능성이 있는지 알고 싶다면 자신이 잠을 잘 때 심하게 코를 고는지 가까운 가족들에게 물어보면 됩니다. 그리고 심각하게 코를 골면서 호흡이 멈추는 증상까지 있다면 반드시 전문의를 찾아서 진료를 받아야 합니다.

● ● ● ● 하루에 5시간만 자도 되는 사람

사람은 누구나 깨어 있는 시간이 길어질수록 잠을 자고 싶은 욕구가 높아집니다. 이런 수면 욕구는 자동으로 조절되죠. 그래서 잠을 적게 자면 수면 욕구가 높아지고 잠을 오래 자면 수면 욕구가 떨어집니다. 그러나 수면 욕구 외에도 우리의 잠을 조절하는 것이 또 하나 있습니다. 누구에게나 있는 생체시계죠.

이 생체시계는 생활 리듬을 통제합니다.

최근 일본 교토대 대학원 오카무라 히토시岡村均 교수 연구진은 생체시계의 메커니즘을 밝혀내 화제가 되었습니다. 생체시계는 뇌심부에 위치하고 있는 시교차 상핵SCN, suprachiasmatic nucleus에서 활동하는 단백질에 의해서 작동된다고 밝혀졌습니다.

미국의 의사이며 수면 분야의 세계적인 전문가인 매튜 에들런드Matthew Edlund 박사는 그의 저서 《휴식》에서 자신이 아침형 인간인지, 저녁형 인간인지 확인해볼 수 있는 '생체시간 테스트'를 소개하기도 했죠.

나는 아침형 인간인가? 저녁형 인간인가?

• • •

1. 당신이 원하는 만큼 충분한 휴가를 즐기고 있다고 생각해보
세요. 현재 아무런 책임도, 걱정도 없으며 필요한 만큼 충분한
돈을 가지고 있어서 원하는 것은 무엇이든 할 수 있다고 생각
해보세요. 그렇다면 언제 잠자리에 들고 싶으신가요?

① 밤 8~9시 (6점)　　　　② 밤 9~10시 (5점)

③ 밤 10~11시 (4점)　　　④ 밤 11시~자정 (3점)

⑤ 자정~새벽 1시 (2점)　　⑥ 새벽 1시~2시 30분 (1점)

⑦ 새벽 2시 30분 이후 (0점)

2. 매우 즐겁고 기한이 없는 휴가를 즐기고 있다고 가정했을 때, 당
신은 몇 시에 일어나고 싶으신가요?

① 오전 6시 이전 (6점)　　　② 오전 6~7시 (5점)

③ 오전 7~8시 (4점)　　　　④ 오전 8~9시 (3점)

⑤ 오전 9시~10시 30분 (2점)　⑥ 오전 10시 30분~정오 (1점)

⑦ 정오 이후 (0점)

3. 당신은 여전히 휴가를 즐기고 있지만, 조금씩 무료해지기 시
작합니다. 그래서 새로운 일로 자원봉사를 시작하고 싶습니
다. 전에 그 일을 해본 적이 있는데, 정말 좋아하는 일입니다.

하지만 무리하고 싶지는 않죠. 하루에 2시간만 일해보고 싶습니다. 하루 중 언제 일하고 싶으신가요?

① 오전 5~7시 (6점)　　　　② 오전 7~9시 (5점)

③ 오전 9시~오후 1시 (4점)　　④ 오후 1~7시 (3점)

⑤ 오후 7시~밤 11시 (2점)　　⑥ 밤 11시~새벽 1시 (1점)

⑦ 새벽 1~5시 (0점)

4. 휴가는 당신에게 편안함과 휴식과 평화를 주고 있습니다. 당신은 자유롭고 컨디션도 최상입니다. 이때 당신은 자신을 어떻게 묘사하고 싶습니까?

① 분명히 아침형 인간이다. (6점)

② 아마 아침형 인간일 것이다. (4점)

③ 아침형과 저녁형의 사이다. (2점)

④ 분명히 저녁형 인간이다. (0점)

위의 점수를 모두 더하세요. _____ 점

· 16~24점　아침형 인간

· 0~8점　저녁형 인간

· 9~15점　아침형과 저녁형 인간 사이에 속함(중간형)

간단히 소개된 테스트를 통해 이제 자신이 어디에 속하는지 알게 되었을 것입니다. 통계적으로 아침형 인간은 약 10%입니다. 저녁형 인간은 20%죠. 그리고 대부분의 사람은 아침형도 저녁형도 아닌 중간형에 속합니다. 이런 차이는 유전자에 의한 것으로 알려져 있습니다. 저녁형인 사람을 억지로 아침형으로 바꾸는 것은 어려운 일입니다. 그래서 자신이 어떤 유형의 사람인지를 알고 가장 효율적인 일과를 짜는 것이 중요합니다.

물론, 저녁형 인간이 아침형 인간에 비해 건강하지 않은 것은 사실입니다. 2019년, 국내 세브란스병원의 연구팀이 진행한 연구에 따르면 나쁜 콜레스테롤 수치가 아침형 인간의 경우, 115.8로 정상수치였지만 저녁형 인간의 경우, 125로 높게 나왔습니다. 저녁형 인간의 혈관 건강이 더 위협 받고 있는 것이죠. 중성지방 수치도 아침형 인간은 105.6, 저녁형 인간은 124.3으로 저녁형 인간이 더 안 좋았습니다. 또 다른 연구에 따르면 우울증 환자의 자살 위험도도 아침형 인간보다는 저녁형 인간의 경우 더 높았습니다. 비만도도 마찬가지였죠.

이런 연구 결과들을 통해서 우리는 건강을 위해서 피해야 하는 수면 패턴이 저녁형 수면 패턴이라는 것을 알게 되었습니다. 저녁형 수면 패턴을 한순간에 아침형으로 돌려놓긴 어렵겠지만 차

근차근 시도해볼 필요성은 충분한 것이죠.

● ● ●   잘 자는 사람은 만들어질 수 있다

앞에서 언급했듯이 잠은 우리의 피로를 풀어주고 기억력을 높여줄 뿐 아니라 모든 호르몬을 조절하기 위해 필수적입니다. 피로를 잘 풀어주는 효과적인 숙면을 취하기 위해서는 앞에서 설명했던 잠의 주기를 최소한 3주기 이상 반복하며 자는 것이 좋습니다. 1주기가 90분~2시간 정도 되기 때문에 최소한 4시간 30분~6시간 이상을 자야 3주기에 해당되는 것이죠. 그러면서 동시에 렘수면 시간이 전체 수면 시간의 4분의 1 정도가 되어야 합니다. 그래야 푹 잤다는 생각이 들면서 피로회복이 되죠.

이렇게 잠의 주기를 적절하게 유지하는 것이 숙면의 가장 기본적인 조건입니다. 물론, 잠의 주기는 내 마음대로 조절 가능한 것이 아니지만 여러 가지 상황에서 이 수면 주기 조절이 잘되지 않으면 잠을 오래 자도 피로가 전혀 풀리지 않고, 오전에 상쾌한 기분을 느낄 수도 없습니다. 숙면을 취하지 못하고 비효율적인 수면을 한 것이죠.

이렇게 되는 가장 큰 이유는 잠을 방해하는 소음이나 밝은 빛,

적절하지 못한 온도 등일 것입니다. 이런 외부적인 요인을 제거했는데도 잠을 푹 못 잔다면 그 이유는 역시 심리적 감정 상태 때문이죠. 흔히 잠을 자면서 꿈을 많이 꾸면 잠을 설친 것처럼 피로가 풀리지 않은 것 같다는 이야기를 많이 합니다. 그래서 꿈도 꾸지 않고 푹 잔 경우에만 피로가 잘 풀린 것 같다는 생각을 하죠. 그러나 사실 우리는 매일 꿈을 꿉니다. 그것도 한 번이 아니라 여러 번 꾸죠.

꿈은 주로 렘수면 시기에 꾸게 됩니다. 그렇지만 꿈을 많이 꿔도 우리가 기억하는 경우는 많지 않습니다. 즉, 우리는 모든 꿈을 다 기억하지 못하고 일부만 기억하는 것이죠. 그래서 우리가 흔히 꿈이라고 말하는 것들은 모두 우리가 기억하는 꿈일 뿐입니다. 실제로 우리는 더 많은 꿈을 꾸고 있지만, 기억하지 못하기 때문에 꿈도 안 꾸고 푹 잤다고 생각하는 것이죠.

정리해보면 우리는 하루에도 여러 번 꿈을 꾸지만 기억하지 못하는 꿈을 꾸면 잠을 잘 잔 것이고, 기억하는 꿈을 꾸면 피로한 것입니다. 꿈을 기억한다는 것은 그만큼 꿈을 꾸면서 정신 활동이 많았다는 의미이기 때문이죠. 과도한 정신 활동은 피로를 회복하는 데 방해만 되는 것입니다.

그렇다면 우리는 어떨 때 꿈을 기억하지 못하고, 또 어떨 때 기억하는 것일까요? 그것은 심리적 안정 상태에 따라 다릅니다. 편안한 심리 상태에서 잠을 잘 때는 렘수면 중에 많은 꿈을 꾸더라도 기억하지 못하는 경우가 많습니다. 그러나 심리적으로 불안정하거나 현실적으로 스트레스가 많은 상황에서는 기억에 남는 꿈을 많이 꾸게 되고, 결과적으로 피로회복에 방해를 받게 됩니다. 그래서 남들보다 심리적 스트레스를 잘 이겨내고 감정적 안정을 취할 수 있는 사람들이 숙면하는 것입니다. 그렇게 되면 적은 시간으로도 효과적인 숙면을 하게 되어 피로를 잘 회복할 수 있습니다. 지금부터 숙면을 위해 실천하면 좋을 것들을 정리해보겠습니다.

1. 규칙적인 수면 시간 정하기

규칙적인 수면 시간을 정하면 우리 몸은 습관이 돼서 더 효과적인 숙면을 하게 됩니다. 그러나 앞에서도 설명했듯이 생체시계는 사람마다 다르기 때문에 수면 시간은 자신의 유형에 따라 정하는 것이 좋습니다. 아주 특별한 경우를 제외하고는 대부분 새벽 2~4시에 체온이 떨어지고 맥박이 느려지면서 숙면을 취할 수 있는 조건이 갖춰집니다. 그래서 우리는 새벽 2~4시를 꼭 수면 시간에 포함해서 3주기 이상, 즉 4시간 30분에서 6시간 정도의 수면을 하는 것이 좋습니다. 그리고 보통 새벽 5시 이후부터 맥박이 빨라지기 때문에 아침형이 아닌 경우라면 새벽 5시 이후에 기상하는 것이 좋습니다.

2. 체온 떨어뜨리기

가장 좋은 것은 반신욕을 하는 것입니다. 따뜻한 물에 몸을 담그고 심호흡을 하면서 긴장을 풀어주는 시간을 갖는 것은 아주 좋습니다. 근육을 이완시켜주는 것뿐 아니라, 심리적 안정에도 큰 도움이 되죠. 그렇다고 반신욕을 너무 오래 할 필요는 없습니다. 땀이 나기 시작하면 그때부터 3분 정도 후에 끝내도 됩니다. 그 정도만 땀을 흘려줘도 반신욕을 끝내고 나오면 체온이 약간 떨어지면서 깊은 잠을 받아들일 준비가 됩니다. 누군가는 따뜻한 물로 샤워하는 방법을 소개하기도 하지만, 샤워만으로 체온을 떨어뜨리기는 힘듭니다. 그러나 몸의 습기를 제거하고 개운한 느낌을 갖게 해주는 데는 도움이 되죠.

3. 매일 아침 30분 이상 햇볕 쬐기

아침 또는 낮시간에 햇볕을 쬐고 나면 밤에 잠을 잘 자게끔 해주는 멜라토닌의 분비가 활성화됩니다. 또 카페인처럼 정신을 각성시켜주는 물질은 오전에만 섭취하는 것이 좋습니다. 우리 몸에서 카페인이 완전히 없어지는 데는 오랜 시간이 걸리기 때문에 오후 시간에 먹는 카페인은 밤까지도 영향을 미칠 수 있습니다. 또 취침 최소 3시간 전에는 식사를 마쳐서 충분히 소화가 된 후, 잠자리에 드는 것이 좋습니다. 다만, 배가 너무 고파서 잠을 자기 어려울 때는 따뜻한 우유를 한 잔 마시는 것이 좋습니다. 물론, 술은 숙면에 방해가 됩니다. 과음을 하면 잠에 쉽게 드는 것 같은 효과는 있지만, 깊고 효과적인 잠을 자는 데는 크게 방해가 되죠. 그래서 되도록 과음은 피하는 것이 좋습니다.

이렇게 몇 가지 숙면을 위한 조건들에 대해 이야기했지만, 이 제부터 가장 중요한 이야기를 시작하려고 합니다. 저는 모든 환자에게 잠들기 전 자신만의 몇 가지 루틴을 만들 것을 권유합니다. 이것을 저는 '수면 전 루틴'이라고 부릅니다. 잠들기 전에 규칙적인 여러 가지 행동을 하면서 몸과 정신이 잠들 준비를 할 수 있도록 하는 것이죠.

수면 전 루틴은 많은 의미를 담고 있습니다. 운동선수를 예로 설명해보겠습니다. 가장 예민하고 어려운 운동 중 하나가 골프입니다. 골프선수들은 연습을 통해 신체를 단련하는 것도 중요하지만, 심리적인 안정과 자신감도 아주 중요하다고 말합니다. 정말 예민한 운동이기 때문에 아무리 숙달된 프로선수라 할지라도 실수가 많은 운동이 골프라고 알려져 있죠. 그래서 많은 골프선수가 실수를 줄이기 위해 공을 치기 전 항상 똑같은 절차를 밟는 연습을 하는데, 이 과정을 '프리샷 루틴preshot routine'이라고 부릅니다. 공을 치기 전, 뒤에서 목표지점을 보고 가볍게 빈 스윙을 한번 한 후에 공으로 다가가서 연습을 통해 익힌 자신만의 몸동작으로 공을 치는 것이죠. 골프선수마다 자신만의 익숙한 프리샷 루틴을 가지고 있는데, 이 모든 과정은 연습을 할 때부터 진짜 경기를 할 때까지 똑같이 반복됩니다. 이런 행동은 자연스럽게 조건반사를 만들어내게 되고, 공을 칠 때 실수를 줄여줍니다. 그래서 유명 골프선수들의 프리샷 루틴은 한치의 오차도 없이 늘 똑같습니다.

수면 전 루틴도 마찬가지입니다. 매일 잠들기 전, 짧게는 5분에서 길게는 30분까지도 좋습니다. 숙면을 위해 자신만의 일정한 행동 패턴을 만들어내는 것은 뇌의 조건반사로 몸과 마음을 안정시켜 줍니다. 그렇다면 수면 전 루틴으로는 어떤 행동들이 좋을까요? 정답은 없습니다. 그저 몸과 마음을 이완시켜줄 수 있는 행동을 하면 됩니다. 양치질을 하고 나서 로션을 바르며 거울을 보는 것도 좋습니다. 거울에 비친 얼굴을 바라보며 하루를 정리하고 활기찬 내일을 위해 미소를 지어보는 것도 좋겠죠. 스트레칭과 심호흡을 통해서 긴장을 풀어주는 것도 좋습니다. 시나 간단한 수필을 몇 페이지 읽으면서 마음을 가다듬거나, 여건만

된다면 반신욕을 수면 전 루틴에 포함하는 것도 좋겠습니다. 이렇게 자신만의 편안한 수면 전 루틴을 만들고 매일 실천해봅시다. 아무리 피곤하고 바쁘더라도 수면 전 루틴을 실천하고 몸과 마음이 이완된 상태에서 잠들면 훨씬 효과적인 수면을 할 수 있을 것입니다.

●●●● 　모든 길은 '잠'으로 이어진다

　　　　수면은 심장 건강, 면역력, 비만도, 혈관 건강, 뇌 건강 등 사실상 우리 몸의 거의 모든 곳에 영향을 줍니다. 그래서 '수면'에 대해 무지하다면 우리는 결국 건강할 수 없는 것이죠. 먼저, 우리의 수면 패턴은 심장 건강과 아주 밀접한 관련이 있습니다. 다음은 〈서큘레이션Circulation〉이라는 학술지에서 소개한 연구입니다. 연구진은 2006년부터 2010년까지 37세에서 73세까지의 성인 40만 명을 대상으로 수면 패턴과 심부전 발병의 관계를 연구했습니다. 그 결과, 심부전증이 발병하지 않은 사람들의 건강한 수면 패턴에서 공통적인 5가지 특징이 발견되었습니다. 첫 번째는 7~8시간 이상의 충분한 수면, 두 번째는 늦잠 자지 않는 습관, 세 번째는 불면증 없는 수면, 네 번째는 코 골지 않는 수면, 다섯 번째는 낮에 졸지 않는 습관이었습니다. 연구 결과에 따르면 2개는 15%, 3개는 28%, 4개는 38%, 5개는 42%의 확률로 심부전 가능성이 줄어들었죠.

심장 건강뿐만이 아닙니다. 최근 화두로 떠오른 '면역력'에도 수면은 많은 영향을 주고 있었습니다. 독일 뤼벡대학 얀 보른Jan Born 박사의 연구에 따르면 예방 접종 시 항체 형성이 잘 되기 위해서는 충분한 수면이 필요하다고 합니다. 충분한 수면은 기억력, 창의력, 자신감까지 높여주는 효과가 있고, 특히 6시간 미만으로 자는 사람의 경우에는 인지기능 저하 가능성이 2배 이상 올라갔습니다. 2021년 학술지 〈네이처 커뮤니케이션즈Nature Communications〉에 실린 내용에 따르면 1985년부터 8,000명 정도의 환자를 대상으로 25년간 추적 관찰한 결과, 50~60세의 경우에 6시간 미만으로 자는 사람은 치매 위험률이 증가했다고 합니다. 그러나 반대로 8시간 이상 자는 경우에는 혈관질환의 위험도가 높아졌다고 합니다. 놀랍게도 꾸준히 9시간 이상 자는 경우에는 조기 사망 위험이 4배나 증가했습니다. 충분히 수면하는 것도 중요하지만 지나치게 수면하는 것도 좋지 않다는 증거인 것이죠.

수면과 비만의 연관성도 이미 익히 들어 익숙할 것입니다. 5시간 미만으로 자는 사람들은 전신 비만이 될 확률이 무려 25%나 증가한다고 하죠. 복부비만이 될 확률도 24%나 증가합니다. 그만큼 잘 자야 살도 잘 빠진다는 것입니다. 원인은 역시 호르몬에 있습니다. 코르티솔과 렙틴leptin의 분비량에 따라 포만감을 느끼는 정도가 달라지기 때문입니다. 우리 몸이 스트레스를 받았을 때 분비하는 코르티솔은 식욕을 왕성하게 만드는 호르몬인 반면, 렙틴은 포만감을 느끼게 해주는 호르몬입니다.

재미있는 실험 하나를 소개해보려 합니다. 실험 대상자들을 푹 자게 한 후 코르티솔과 렙틴 수치를 각각 측정했더니 렙틴이 5.3, 코르티솔이 11.8 나왔습니다. 그런데 밤을 새게 한 후 다시 수치를 측정했더니 놀랍게도 렙틴은 3.7로 떨어지고, 코르티솔은 15.3으로 수치가 치솟은 것입니다. 이 실험은 다이어트를 할 때, 식단을 조절하고 운동을 하는 것도 물론 중요하지만 그만큼 충분한 수면이 중요하다는 것을 확실히 증명해주는 것입니다.

● ● ● ● ●   **시에스타를 꿈꾸는 사람들**

하루종일 바쁜 현대인들은 언제나 낮잠의 유혹에 시달립니다. 모든 사람은 깨고 나서 8시간 정도가 지나면 졸음이 몰려오죠. 이 시간에는 모든 일의 능률이 떨어집니다. 그래서 많은 사람이 이 시간에 낮잠을 자고 싶어 하기도 합니다.

그런데 낮잠도 모든 사람에게 꼭 필요한 것은 아닙니다. 어떤 경우에는 낮잠이 도리어 문제가 되기도 합니다. 스스로 낮잠이 필요한 사람인지 알아보기 위해서는 낮잠을 자고 나서 밤에 자기가 힘든지를 생각해보면 됩니다. 어떤 사람들은 짧은 낮잠으로 오후 시간을 개운하게 보낼 수 있고, 낮잠이 밤에 자는 데 영향을 미치지 않는데, 이런 경우에는 낮잠이 좋은 역할을 하는 것이죠. 그러나 반대로 낮잠을 짧게 자도 자고 나서 머리가 아프거나 밤에 자기가 어렵다면 낮잠을 자지 않는 것이 더 좋습니다.

낮잠을 통해 수면 부족을 해소하려고 해서는 안 됩니다. 수면 부족을 해소하려면 최소한 1주기 이상을 자야 하는데 그러려면 90분~2시간이 걸리는 것이죠. 그렇게 되면 낮잠은 오히려 수면의 리듬을 깨뜨리게 되어 결과적으로 좋지 않습니다.

미국 캘리포니아대학 매슈 워커Matthew Walker 교수팀의 연구에 의하면 100분 정도의 긴 낮잠이 기억력을 높여주고, 학습 능력을 증진시켰다고 합니다. 그렇지만 긴 낮잠은 밤잠에 영향을 크게 미칠 수 있고 학교나 직장을 다니는 경우에는 불가능합니다. 그래서 긴 낮잠이 아닌 짧은 낮잠을 자는 것이 필요한데, 보통

15분에서 30분 정도입니다. 이 정도 시간 동안에는 얕은 수면 상태에 있게 되어 잠을 보충하는 것이 아니라 깨어 있는 동안에 쌓였던 두뇌의 피로를 씻어주게 됩니다. 그래서 뇌 활동의 능률을 높일 수 있는 것이죠. 매슈 박사의 연구와는 반대로 실제 일본 노동성 산업의학종합연구소의 연구에 의하면 낮잠을 15분만 잔 사람들이 45분 동안 잔 사람들보다 머리 회전율이 더 좋았다고 합니다.

그런데 낮잠을 자기 어려워하는 사람들도 많습니다. 소리나 빛에 민감한 사람들은 실제로 졸음이 와서 낮잠을 자려고 해도 쉽게 잠들지 않는다고 합니다. 그렇지만 너무 걱정할 필요는 없습니다. 실제로 잠들지 않더라도 눈을 감고 편안하게 잠을 청하는 것만으로도 피로는 회복될 수 있습니다. 꼭 잠을 자야겠다는 생각보다는 편안하게 눈을 감고 휴식을 취한다는 생각으로 15~30분 정도 누워 있는 것도 피로회복에 도움이 되는 것이죠.

물론, 편하게 낮잠을 잘 수 있는 장소가 마땅치 않을 것입니다. 그러다 보니 의자에 앉아서 자게 되는 경우가 많은데, 이렇게 잘못된 자세로 낮잠을 청하면 몸에 무리를 줄 수 있습니다. 특히 팔을 베고 책상에 엎드려서 자거나, 손으로 턱을 괴고 자거나, 의자에 앉아서 목을 젖힌 자세로 자는 것은 척추나 관절에 비정상적인 압박을 줄 수 있습니다. 그래서 근육통이나 급성요통이 생기고, 낮잠을 자고 나서도 피로가 풀리기보다는 오히려 통증으로 고통받을 수 있습니다. 그래서 여건상 바로 누워서 자는 것이 어렵다면 나름대로 자세를 잘 잡아서 자야 합니다.

가령, 책상에 엎드려서 잘 때 팔을 베는 것보다는 쿠션이나 책을 쌓아서 얼굴을 받쳐주게 되면 허리에 부담을 줄일 수 있습니다. 뒤로 젖힐 수 있는 의자에 앉아서 잠을 잘 때는 몸을 뒤로 젖히고 쿠션을 이용해서 허리를, 목 베개로 목을 받쳐주면 좋습니다. 낮잠을 자고 나면 반드시 긴장되었던 근육을 풀어주는 스트레칭도 해줘야 합니다. 목과 어깨를 돌려주거나 허리를 앞뒤로 굽혀주는 동작들이 근육을 이완시키는 데 큰 도움이 될 것입니다.

저는 낮잠을 사막의 오아시스에 비유하곤 합니다. 잘 활용한다면 하루를 피로하지 않게 보낼 수 있는 좋은 방법이죠. 우리는 모두 자신만의 낮잠 방법을 연구해볼 필요가 있습니다. 그리고 편안한 낮잠에 필요한 쿠션이나 목 베개, 또는 가벼운 담요, 매트 같은 준비물을 챙기는 것도 중요하죠.

푹 쉬어도
우리가 아픈 이유

● ● ● ● **몸과 마음은 결국 하나다**

"마음이 편안해지니까 몸 컨디션도 아주 좋아졌어요."

일상의 활력을 잃고 늘 피로했던 많은 환자가 심리적 평안을 되찾고 자주 하는 이야기입니다. 저는 이런 이야기를 들을 때마다 심리적 안정이 얼마나 중요한 것인지를 새삼 느끼게 되죠. 어떤 환자들은 이렇게 말하기도 합니다.

"저는 원래 심리적인 스트레스는 별로 안 받았어요. 그런데 몸이 너무 피로해지고 힘들어지니까 그것 때문에 스트레스를 받더라고요. 그래서 몸만 좋아지면 모든 게 좋아질 것 같아요."

물론, 그럴 수도 있지만 지금의 심리적인 스트레스가 몸을 더 악화시키고 있을 가능성이 높습니다. 그렇게 되면 또다시 신체적 증상 때문에 더 큰 스트레스를 받게 되죠. 이런 악순환에 빠져서 심신이 모두 황폐화되는 안타까운 만성피로 환자들이 있습니다.

정말 몸 때문에 마음이 힘들어지는 것일까요, 아니면 마음의 불안과 스트레스 때문에 몸이 나빠지는 것일까요? 정답은 없습니다. 마치 닭이 먼저냐, 달걀이 먼저냐를 묻는 질문 같죠. 그런데 하나 확실한 것은 몸과 마음이 그 정도로 밀접하게 연결되어 있다는 것입니다. 그래서 몸이 마음에 영향을 주고, 또 마음이 몸에 영향을 주게 되는 것이죠. 어느 것이 먼저인지 모르지만, 한 가지가 나빠지면 서로 영향을 주고받으며 결국 함께 나빠지는 것은 사실입니다. 서로에게 악영향을 끼치며 악순환의 고리에서 헤어나오지 못하는 것이죠. 그래서 우리는 치료를 하며 심리적 문제를 다루지 않을 수 없습니다. 가끔은 이런 환자들을 치료하기 위해서 고도의 심리기법을 사용할 때도 있습니다.

먼저, 몸과 마음이 긴밀하게 연결되어 있다는 여러 가지 증거들부터 알아보겠습니다. 그리고 그것을 바탕으로 우리가 어떻게 하면 심리적 안정을 취하고 스트레스를 이겨나갈 수 있는지에 대한 열쇠를 찾아보겠습니다. 자, 이야기를 시작하기 전에 심호흡을 하며 마음을 열어봅시다.

● ● ● ● 진통제 없이도 고통을 느끼지 못하는 이유

'플라세보 효과'라는 말을 자주 들어보았을 겁니다. 우리에게도 익숙한 플라세보의 대표적인 이야기를 하나 들려드리겠습니다. 한 병원에서 관절 통증 환자들에게 새로 나온 좋은 진통제를 주사하며 진통 효과가 아주 좋을 것이라고 설명해주었다고 합니다. 그러나 사실은 진통 효과가 전혀 없는 물질이었죠. 환자들의 반응을 살펴본 결과, 3분의 1만이 진통 효과가 없었다고 말했습니다. 또 다른 3분의 1은 기존의 다른 진통제와 비슷한 효과를, 나머지 3분의 1은 기존의 진통제보다 훨씬 더 높은 효과를 보았다고 했습니다. 실제로는 진통 효과가 전혀 없는 주사였지만, 환자들의 믿음과 마음가짐이 진짜 진통 효과를 나타낸 것이죠.

이런 현상을 우리는 '플라세보' 또는 '위약(가짜 약) 효과'라고 부릅니다. 실제로 의학에서는 새로운 약이 나왔을 때 그 약의 효과를 실험하기 위해서 가짜 약의 효과와 비교합니다. 이유야 어떻든지 가짜 약에 효과가 있는 것은 확실한 것이죠. 정말 효과가 있는 신약이라면 최소한 가짜 약보다는 효과가 있어야 할 것입니다.

이런 실험의 기조에는 위약 효과에 대한 확신이 있습니다. 플라세보 효과에 대한 재미있는 일화를 하나 더 소개해보려 합니다.

　미국 몬터레이Monterey 공원에서 있었던 일입니다. 미식축구 경기 중 갑자기 여러 명의 관중이 복통을 호소하며 토하는 일이 생겼습니다. 증상이 있던 사람들은 모두 경기장 안에 있는 자판기 음료를 마셨다는 것이 알려졌고, 경기장에서는 장내 방송을 통해서 자판기 음료를 마신 사람들이 식중독 증세를 보이고 있으니 자판기 음료를 마시지 말라고 권고했습니다. 그러자 그 방송을 들은 많은 사람이 갑자기 집단적으로 구토를 하기 시작했습니다. 곧 수많은 사람이 집단으로 근처 병원 응급실에 실려 가기 시작했죠.

　경기장 측에서는 자판기의 음료에 어떤 식중독균이 있는지를 확인하기 위해서 정밀검사를 시작했습니다. 그리고 그 결과, 놀랍게도 자판기 음료에는 이상이 없었습니다. 잠시 후, 그 소식이 응급실에 실려 간 많은 환자에게도 알려졌습니다. 그러자 신기하게도 많은 환자가 아주 빠르게 회복되기 시작했습니다.

　이 일화는 사람의 믿음과 기대가 우리 몸에 얼마나 즉각적으로 영향을 미치는지 알 수 있게 해줍니다. 이런 플라세보 효과는 질병을 극복해가는 환자들이 회복될 수 있다는 믿음과 희망을 갖는 것이 얼마나 중요한지를 보여주는 단적인 예이기도 하죠.

'희망'이 치료에 도움이 된다는 것에 대해 연구한 의사가 있습니다. 바로 하버드 의대의 제롬 그루프먼Jerome Groopman 교수입니다. 그는 사람들이 질병을 극복하는 과정에서 희망이 아주 중요한 역할을 한다는 것을 발견했습니다. 사실 그는 의사였지만, 잘못된 척추 수술로 19년간 고통받았던 환자이기도 했습니다. 그의 말에 따르면 희망은 인간 경험의 중심입니다. 희망 덕분에 기대와 믿음이 생기고, 그런 마음가짐은 생리적 메커니즘에 의해서 우리 몸을 좋은 방향으로 변화시킬 수 있습니다.

'마음먹기의 힘'에 대해 알려주는 플라세보 효과와 반대되는 '노세보 효과nocebo effect'에 대한 연구를 살펴보면 그 의미를 더 확실히 알 수 있습니다. 독일 함부르크대학 메디컬센터의 울리케 빙겔Ulrike Bingel 박사는 건강한 사람 22명의 뇌 활동을 관찰하기로 했습니다. 그는 자기공명영상MRI 장치에 그들을 눕히고 다리에 열을 가해서 통증이 생기도록 했죠. 그리고 동시에 진통제를 정맥으로 투여했습니다.

처음에는 진통제가 들어가고 있다는 것을 말하지 않고 통증의 정도를 물었습니다. 통증의 정도는 1부터 100까지 숫자로 표시하게 했습니다. 통증 정도는 70 정도에서, 시간이 지나며 점차 66, 55로 줄어들었습니다. 그때 실험 대상자들에게 진통제 주사가 곧 들어가기 시작했다고 말해주자 통증 정도가 바로 39까지 떨어졌습니다. 물론 진통제 주사는 이미 들어가고 있었죠. 그리고 잠시 후에 진통제 주사가 중단되었다고 말하자 통증이 다시 64까지 상승했습니다. 그러나 마찬가지로 진통제 주사는 계속 투여되고 있었습니다.

이렇게 플라세보 효과와는 반대로 기대나 희망이 사라지는 순간, 고통이나 통증이 더 악화되는 것을 '노세보 효과'라고 합니다. 플라세보와 노세보 효과는 모두 우리의 마음가짐이 육체에 강력한 영향을 미친다는 것을 보여주는 중요한 증거들입니다. 그래서 건강한 심리는 우리 몸에 아주 중요하며, 특히 스트레스를 많이 받는 현대인들의 감정 상태는 일상의 활력과 큰 연관이 있습니다.

●●●● **기쁨이와 슬픔이, 인사이드 아웃**

우리의 감정은 어떻게 만들어질까요? 이 질문에 대한 답을 찾기 위해 많은 학자들이 연구를 해왔습니다. 같은 상황에서도 사람에 따라 감정 상태는 달라집니다. 예를 들어, 낙천적인 성격의 사람들은 걱정이 덜하죠. 감정 상태도 부정적이기보다는 긍정적입니다. 그렇지만 이런 사람들은 잘못하면 너무 느긋해져서 성취욕이 떨어지기도 합니다. 반대로 비관적인 성격의 사람들은 너무 많은 걱정을 하게 되면서 불안을 자주 느낍니다. 적당한 불안은 동력이 되기도 하지만 심해지면 강박적인 사고가 생기기 쉽습니다. 불안은 깊은 잠을 방해하며 피로회복에 나쁜 영향을 미치기도 합니다.

이렇게 사람마다 다른 성격은 어쩌면 유전자에 의한 천성일지도 모릅니다. 유전자에 의해 이미 정해진 성격 자체를 바꾸지는 못해도 뇌에서 분비되는 신경 호르몬의 역할들을 공부하다 보면 불안을 이겨내고, 의욕을 돋우는 데 큰 도움을 받을 수 있습니다. 우리의 뇌는 스스로 감정과 행동을 조절하고, 자율신경을 조절해 주는 물질들을 분비하는데, 이런 물질들을 우리는 '신경 호르몬'이라고 부르죠. 지금부터 수십 가지 신경 호르몬 중에서 감정과 관련된 세로토닌serotonin과 도파민dopamine에 대해서 알아보겠습니다.

우리에게 행복 호르몬으로 알려져 있는 세로토닌은 두뇌 오케스트라의 지휘자입니다. 세로토닌을 분비하는 신경은 전체 신경들 중에서도 아주 적은 수에 속하지만 마치 오케스트라의 지휘자처럼 뇌 전체에 광범위한 영향을 미쳐서 전체적인 건강 상태와 감정 상태를 조절해줍니다.

세로토닌이 부족해지면 우리의 감정은 전반적으로 부정적으로 흐릅니다. 슬픈 기분이 들고 무력감이나 허무함을 느끼게 되죠. 그래서 우울증의 증상들이 나타나곤 하는데, 실제로 세로토닌 호르몬의 역할을 강화해주는 약이 우울증의 대표적인 치료 약입니다. 그만큼 세로토닌 부족은 우울을 비롯한 부정적 감정과 밀접하게 연관되어 있는 것이죠. 불안장애나 강박 증상이 있을 때도 세로토닌 부족을 의심해볼 수 있습니다. 세로토닌은 우리의 마음을 편안하고 행복하게 해주는 데 매우 중요한 신경 호르몬입니다.

그렇다면 세로토닌은 우리의 마음을 어떻게 편안하게 해줄까요? 여기에 대해서도 많은 연구가 있습니다. 그중에서도 각성에 대한 세로토닌의 역할은 아주 특이합니다. 일반적으로 사람은 흥분 상태일 때 각성됩니다. 보통은 스트레스에 의해 자극이 되었을 때 노르아드레날린noradrenaline이 과다 분비되면서 대뇌피질을 흥분시키고 강화시켜서 각성 상태를 만들죠. 이런 각성 상태에서는 새로운 스트레스에 더욱 민감해집니다. 그리고 집중력과 기억력이 떨어지죠.

그러나 세로토닌은 전혀 다른 각성 상태를 만들어냅니다. 스트레스에 전혀 반응하지 않는 조용하고 평온한 각성 상태입니다. 마치 명상을 하거나 마음수련을 할 때처럼 마음이 평온해지면서 정신은 맑아지는 각성 상태죠.

또 세로토닌은 감각에도 영향을 줍니다. 그래서 통증에 민감한 사람들은 세로토닌이 부족할 가능성이 높죠. 세로토닌이 충분해지면 통증에 대한 역치가 올라가서 통증이 줄어듭니다. 우리 몸의 모든 장기를 조절해주는 자율신경도 세로토닌으로 충분히 평온해질 수 있습니다. 그렇게 되면 장기의 움직임과 기능도 좋아질 수 있습니다.

이렇게 중요한 세로토닌은 우리 몸에서 저절로 만들어지지만, 세로토닌이 충분히 분비될 수 있도록 우리는 영양 상태를 꾸준히 유지해야 합니다. 세로토닌의 원료가 되는 '트립토판tryptophane'이라는 아미노산은 단백질에서 나옵니다. 앞에서도 강조했지만, 양질의 단백질을 충분히 섭취해주는 것은 세로토닌을 만들어내는 데 필수적입니다. 그뿐 아니라 세로토닌을 합성하는 과정에서 비타민과 미네랄은 큰 역할을 합니다. 심호흡과 스트레칭, 체조, 명상, 숲을 산책하는 것도 세로토닌 분비를 활성화해줍니다.

세로토닌과 마찬가지로 우리 몸에서 아주 중요한 역할을 해내는 호르몬은 또 있습니다. 지금부터는 '의욕 호르몬'이라 불리는 도파민에 대해서 알아보겠습니다. 도파민은 우리에게 큰 기쁨을 주는 호르몬입니다. 그래서 도파민은 우리를 의욕 넘치게 하죠. 우리가 부지런하고 왕성하게 행동하도록 돕고, 창의력을 발휘하도록 해주는 신경 호르몬입니다.

도파민의 기능이 나빠지면 의욕이 떨어지고 게을러집니다. 병적으로 도파민의 기능이 파괴되면 미세한 운동 조절이 힘들어지고 말도 잘 못하게 되는 파킨슨병이 생깁니다. 유명한 권투선수였던 무하마드 알리Muhammad Ali도 파킨슨병을 앓은 것으로 잘 알려져 있죠.

물론, 도파민이 너무 과하게 분비되어도 문제가 생깁니다. 사고력과 창의력의 조화가 깨지면서 이상한 생각과 행동이 나타나는 것이죠. 쾌락 중추를 자극해서 중독을 일으키기도 합니다. 술이나 담배, 또는 게임, 마약 등에 중독되는 것입니다.

그렇지만 적절한 도파민 분비는 우리가 의욕과 부지런함을 유지하는 데 아주 중요한 물질입니다. 도파민이 잘 만들어지기 위해서는 세로토닌과 마찬가지로 적절한 단백질과 필수적인 비타민, 미네랄을 충분히 섭취해야 합니다.

도파민의 분비를 더욱 촉진시키는 것이 무엇일까에 대해서는 많은 뇌 과학자의 연구가 있었습니다. 그리고 알게 된 것은 우리가 새로움을 만날 때 느끼는 호기심과 의욕이 도파민과 연결된다는 사실입니다. 같은 일상의 반복은 우리의 흥미를 잠재우고, 결국 도파민의 역할도 줄어들게 만듭니다. 그러나 새로운 것을 대할 때는 도파민의 역할이 늘어나며 흥미와 의욕이 생기기 시작하죠. 이렇게 도파민을 증가시킬 수 있는 새로움은 우리 일상에서 쉽게 찾을 수 있습니다. 매일 다니는 길이 아닌 다른 길로 한 번 걸어가 보는 것도 우리 뇌의 도파민을 자극합니다. 가끔은 책상의 위치를 바꾸거나 가구 배치를 바꾸어주는 것도 좋습니다. 이런 일상 속 작은 변화가 우리에게 의욕을 줄 수 있는 것이죠.

●●●● **피곤하지 않은데 피곤합니다**

저는 30년간 의사 생활을 해오면서 학교에서는 배우지 못했던 새로운 경험들을 많이 했습니다. 그중에서도 가장 새로웠던 것은 바로 '면역력'입니다. 우리가 경험하는 많은 질병은 면역력 때문에 발생할 수도, 예방될 수도 있습니다. 좋은 면역력은 많은 병을 예방해주는 우리 몸의 수호자죠. 그러나 당연히 면역력이 약해지면 여러 가지 병에 걸리기가 쉬워집니다. 특히 세균이나 바이러스에 의한 질병은 우리를 힘들게 하지만 면역력이 아주 좋은 사람이라면 큰 걱정은 하지 않아도 될 것입니다.

예를 들어, 우리는 수없이 많은 바이러스와 세균에 접촉하면서 살아갑니다. 그러나 그로 인해 질병에 걸리는 사람이 있는 반면, 누군가는 이런 것들이 전혀 문제가 되지 않습니다. 면역력의 차이 때문이죠. 똑같이 감기에 걸린 사람과 함께 있었더라도 면역력에 따라서 감기가 옮을 수도, 옮지 않을 수도 있는 것입니다.

저의 진료실에는 면역력이 아주 약해진 사람이 많이 찾아옵니다. 특히 입술 주위에 생기는 물집은 그 사람의 면역력을 말해주는 대표적인 질환입니다. 모두 한 번쯤은 입술 주위의 물집 때문에 고생해본 적이 있을 것입니다. 이 물집은 '헤르페스herpes'라고 하는 바이러스에 의해 생깁니다. 주로 면역력이 떨어졌을 때 자주 나타나는 증상이죠. 저는 진료실에서 흔히 만날 수 있는 헤르페스 환자들에게 이렇게 말하곤 했습니다.

"헤르페스가 생긴 걸 보니 요즘 많이 힘들고 피곤하신가 봐요."

육체적으로 많이 피로한 경우에는 우리 몸의 면역력이 급격하게 떨어지기 때문에 헤르페스 같은 바이러스 질환이 잘 생깁니다. 이렇게 물으면 대부분의 환자는 회사일 또는 집안일 때문에 너무 바쁘고 피로하다고 이야기하곤 합니다. 그런데 가끔 상반되는 대답을 하는 환자들이 있습니다.

"전 요즘 전혀 피곤할 일이 없는데요. 잠도 많이 자고 피곤할 일이 전혀 없는데도 자주 이러네요."

초보 의사 시절에 이렇게 말하는 환자들을 이해할 수 없었습니다. 그래서 이런 사람들은 육체적으로 피로하지 않아도 원래 면역력이 떨어져 있는 사람들이라고 판단했죠. 그런데 새로운 공부를 시작하면서 그 이유를 알게 되었습니다. 우리의 마음이 면역력을 좌우한다는 사실을 알게 된 것입니다. 이런 마음과 신경, 그리고 면역의 연결성에 대한 학문이 바로 '정신 신경 면역학ᴾᴺᴵ, psychoneuroimmunology'입니다. 정신 신경 면역학은 우리의 정신적인 스트레스가 신경에 영향을 미치고 동시에 면역력을 떨어뜨린다는 사실을 많은 연구를 통해 증명하고 집대성한 학문입니다.

1975년 로체스터대학의 로버트 애더Robert Ader 교수는 신경 체계와 면역력이 연관되어 있다는 것을 증명하는 실험을 했습니다. 이 실험은 오늘날 정신 신경 면역학의 기초가 되는 실험이 되었습니다. 로버트 애더 교수는 생물학자 파블로프의 조건반사 실험 원리를 이용했습니다. 개에게 했던 조건반사 실험을 쥐들에게 시도한 것이죠.

그는 쥐에게 면역력에 전혀 영향을 끼치지 않는 사카린saccharin 섞은 물을 줬습니다. 그리고 동시에 면역력을 떨어뜨리는 약물도 주입했죠. 그리고는 검사를 통해 쥐들의 면역력이 떨어졌다는 사실을 확인했습니다. 그리고 이렇게 여러 차례 사카린과 약물을 동시에 투여해서 조건반사를 만들어놓은 쥐들에게는 약물을 주입하지 않고, 사카린 섞은 물만 주어도 면역력이 현저하게 감소한다는 사실을 확인했습니다. 이 실험을 통해서 신경계가 면역력과 완벽히 연결되어 있다는 사실을 확인한 것입니다. 그 후, 더 많은 실험이 이루어지면서 우리의 정신적 스트레스가 신경계와 면역력에 큰 영향을 미친다는 사실이 확인되었습니다.

정신 신경 면역학을 공부한 후, 저는 진료실에서 환자들의 많은 증상을 제대로 이해할 수 있게 되었습니다. 육체적으로 편안한 환자들이 면역력이 떨어져서 진료실을 찾아오게 되면, 저는 육체적 피로가 아닌 정신적 스트레스에 대한 질문을 합니다. 그러면 백발백중 환자들은 신경을 많이 써야 하는 일에 시달리고 있다고 말하죠.

면역력을 잘 유지하고 건강하게 살아가기 위해서는 육체적인 건강관리도 아주 중요하지만, 못지않게 중요한 것이 바로 '마음관리'입니다. 수많은 만성피로 환자를 진료하면서 정말 몸과 마음은 떼어서 생각할 수 없다는 것을 실감해왔습니다. 물론, 스트레스를 많이 받으면 몸이 나빠진다는 정도는 누구든 알고 있습니다. 그런데 어떤 환자들은 정말 몸과 마음이 하나인 것처럼 움직이곤 합니다. 그래서 우리는 일상의 활력을 되찾기 위해 몸과 마음을 편안하게 이완하는 시간을 가져야 합니다. 어쩌면 이것이 세포 기능을 살리고, 스스로를 건강하게 만드는 데 필요한 첫 번째 조건일지도 모릅니다.

몸을 바꿀 수 있는
가장 쉬운 방법

•••• **탁구 라켓을 제대로 잡는 법**

저는 초등학교 시절, 우연히 친구들과 함께 탁구를 배우게 되었습니다. 처음에는 탁구 라켓을 잡고 공을 맞추는 것도 쉽지 않았죠. 작은 손으로 라켓을 쥐고 공을 치기 위해 이리저리 움직이다 보면 어느새 땀이 흘러내리고 시간이 금세 지나가곤 했습니다. 그리고 저녁이 되면 손가락과 팔이 많이 아프고 힘들었죠. 그러나 탁구에 재미가 붙으면서 달라지기 시작했습니다. 처음에는 라켓을 쥔 팔과 몸에 힘이 잔뜩 들어가서 여기저기 많이 아프고 힘들었지만, 점점 몸에 힘이 빠지게 되었습니다. 익숙해지면서 큰 힘을 들이지 않아도 공을 잘 쳐낼 수 있게 되었죠. 탁구를 치고 난 후의 피로감도 훨씬 줄어들었습니다.

이런 일은 저뿐만 아니라 운동을 해본 많은 사람이 경험해보았을 것입니다. 어떤 운동이든 처음에는 어색해서 힘이 잔뜩 들어가죠. 그래서 몸이 긴장되고 피로하며 여기저기 아프기도 합니다. 그러나 점점 익숙해지면 힘이 빠지고 긴장이 풀리기 시작합니다. 점점 더 좋은 기량을 갖게 되죠.

저는 이런 비슷한 경험을 수술실에서도 했습니다. 인턴, 레지던트 시절에는 여러 선생님의 수술실에 함께 들어가는 경험을 하게 되는데, 수술을 많이 해보지 않은 초보 시술자는 벌써 어깨부터 힘이 들어갑니다. 그리고 점차 머리를 숙이며 수술하는 부위로 고꾸라지는 것 같은 자세를 잡곤 하죠. 어깨를 비롯한 온몸에 힘이 잔뜩 들어가 있습니다. 그러나 오랜 수술 경험을 가진 교수님은 다릅니다. 자세가 바르고 어깨와 팔에 힘이 빠져 있으면서도 아주 빠르고 정확하게 수술을 해냅니다.

운동도, 수술도 초보일 때는 힘이 들어가고, 숙달되면 힘이 빠지는 것은 마찬가지입니다. 그런데 진료실에서 스트레스와 긴장 속에 살아가는 수많은 환자를 만나면서 이런 생각이 들기 시작했습니다. 인생에서도 힘을 뺄 수 있는 사람이 있는 반면에, 계속 초보처럼 긴장 속에서 힘을 빼지 못하고 살아가는 사람들이 있다는 생각 말입니다.

항상 운동을 처음 하는 사람처럼, 수술을 처음 해보는 의사처럼 긴장한 채로 살아가는 사람들에게는 정신적, 육체적 피로가 쌓일 수밖에 없습니다. 그러나 인생에서 무언가를 이루어낸 사람들은 힘 빼는 법을 아는 사람들입니다. 훌륭한 운동선수처럼, 숙달된 외과의사처럼 일을 하면서도 일상 속에서 힘을 뺄 줄 아는 사람들이죠. 일상 속에서 힘을 뺀다는 것은 매일 몸과 마음을 이완시키는 시간, 자신의 내면과 만나는 시간을 갖는 것입니다.

그러나 우리는 이런 시간을 갖기 어려워합니다. 왜냐고 물으면 많은 사람이 '시간이 없다'고 하죠. 마음의 여유가 없다고도 합니다. 그런데 혹자는 이렇게 말합니다.

"시간이 없고 바빠서 여유 있게 몸과 마음을 이완시키는 시간을 갖지 못하는 것이 아니고, 혼자만의 시간을 갖지 못하기 때문에 매일 바쁘고 시간이 없는 것입니다."

참 의미 있는 말이죠. 시간이 없고 바빠서 심신이완을 못한다는 사람들을 보면, 마치 운전사가 너무 바빠서 주유를 하지 못한다는 것과 같다는 생각이 듭니다. 건강하고 활기차게 살아가는 사람들에게 물어봅시다. 그들은 아마도 자신만의 시간을 가지며 심신이완을 하고 있을 것입니다. 그것은 명상일 수도, 아침 운동일 수도, 간단한 기도일 수도 있습니다. 짬짬이 시간 내 읽는 책일 수도 있고, 지하철 안에서 해보는 심호흡일 수도 있습니다. 자신의 심신을 이완시키고, 내면을 들여다보는 시간 없이 살아가는 것은 늘 온몸에 힘을 잔뜩 주고 탁구 라켓을 잡고 있는 것과 같습니다. 자신만의 시간을 갖기 위해 노력해야 합니다. 그리고 그 시간을 통해 나의 몸과 마음을 충분히 이완시킬 수 있어야 합니다. 얼마 안 지나 그 시간을 갖는 것이 나머지 하루를 더욱 여유 있게 만들어준다는 것을 깨닫게 될 것입니다.

● ● ● ● 　지구인이라면 매일 해야 하는 일

많은 전문가가 스트레스를 관리하기 위한 가장 기초적이고 필수적인 활동으로 스트레칭을 꼽습니다. 그리고 저는 이 의견에 120% 공감합니다. 그만큼 스트레칭은 아주 중요할 뿐 아니라 여러 가지 이로운 점이 있습니다. 그래서 모든 현대인들이 매일 해야 하는 것이 바로 이 스트레칭이죠.

앞에서 말한 것처럼 몸과 마음은 하나입니다. 안 좋은 감정에 사로잡힌 마음 때문에 몸에는 문제가 생깁니다. 반대로 몸 컨디션이 나빠져도 마음이 불편해집니다. 이렇게 몸과 마음은 서로에게 끊임없이 영향을 미치죠. 물론, 마음과 몸은 좋아질 때도 서로 영향을 줍니다. 그래서 마음의 변화를 위해 몸을 먼저 변화시키는 것은 아주 중요합니다. 가장 쉽고 효과적으로 몸에 변화를 주는 것이 바로 스트레칭입니다.

스트레칭은 체조와 동작이 같습니다. 아주 단순하고 쉬워 보이죠. 그러나 스트레칭은 엄청난 힘을 가지고 있습니다. 근육을 이완시키면 근육세포의 대사가 달라지고, 혈액순환이 좋아진다는 복잡한 생물학적 이야기는 몰라도 좋습니다. 그런 생물학적 변화 외에도 스트레칭에는 아주 큰 의미가 있습니다. 그것은 바로 우리의 '감정 상태'와 '근육 패턴의 조건화'죠. 조금 더 자세히 설명해보겠습니다.

우리가 불안, 우울, 분노처럼 부정적 감정을 느낄 때 우리 몸에서는 많은 생화학적 변화가 일어납니다. 그리고 그 결과, 근육은 수축하며 좋지 않은 자세를 갖게 됩니다. 예를 들어, 축 늘어진 어깨, 구부정한 등, 심드렁한 표정 등입니다. 그런데 문제는 이런 근육 패턴이 부정적 감정과 함께 자주 생기면서 조건화된다는 것입니다. 여기에서 '조건화'란 '파블로프의 개' 실험에서 증명한 그것입니다.

부정적 감정에 휩싸일 때마다 수축된 근육이 조건화되기 시작하면 종을 칠 때마다 침을 흘리는 개처럼 늘 축 늘어진 어깨, 굽은 등, 어두운 표정을 짓고 있게 되는 것이죠. 그래서 우리는 이 조건의 고리를 일부러 깨뜨려줘야 합니다. 어깨의 수축된 근육들을 충분히 이완시켜서 그 조건의 고리를 끊어야 합니다. 거울을 보고 입꼬리를 올려서 일부러 표정을 바꾸고 미소를 지어봄으로써 부정적 감정과의 고리를 끊어내야 합니다.

이것은 짧은 시간 동안에 아무런 비용도 들이지 않고 최대의 효과를 낼 수 있는 아주 쉬운 작업입니다. 그래서 오히려 많은 사람이 하찮게 생각할 수도 있죠. 그러나 스트레칭으로 몸의 근육을 이완시켜주고 입꼬리를 올리는 표정으로 얼굴 근육 패턴을 바꾸는 것은 뒤에서 이어질 심신이완 요법을 시작하기 전에 꼭 해야 할 준비조건입니다. 이런 시간을 매일 가지고 자신의 몸과 마음을 이완시킬 줄 아는 사람은 스트레스를 잘 이겨낼 뿐 아니라 훨씬 건강한 몸을 가질 수 있습니다.

●●●● **돈 들이지 않고 스트레스 푸는 법**

우리는 늘 숨을 쉬며 살아갑니다. 숨을 쉬는 것은 의식하지 않아도 자연스럽게 일어나는 현상이죠. 그래서 우리는 내가 어떻게 숨을 쉬고 있는지 생각해본 적이 별로 없습니다. 그런데 사실 숨을 어떻게 쉬느냐는 우리의 심폐 기능뿐 아니라 신경계, 소화기계에도 영향을 주고, 가장 중요한 심리 상태에도 큰 영향을 미칩니다. 그래서 내가 어떻게 숨을 쉬고 있는지를 잘 살피고, 연습을 통해 좋은 호흡을 해야 합니다. 좋은 호흡을 통해서는 심리적 안정뿐만 아니라 신체적 건강에도 큰 도움을 받을 수 있습니다.

평소처럼 호흡하면서 체크해봅시다. 숨을 들이쉴 때 배가 풍선 부풀듯이 불룩 나오고, 내쉴 때 들어간다면 좋은 복식호흡을 하고 있는 것입니다. 그러나 반대로 숨을 들이쉴 때 배가 나오지 않고 가슴이 올라가며, 숨을 내쉴 때 가슴이 내려가고 배가 나온다면 흉식호흡을 하고 있는 것입니다.

흉식호흡은 주로 얕은 호흡이고 심리적으로 긴장되거나, 화가 나거나, 흥분했을 때 나타나는 호흡입니다. 반대로 복식호흡은 흉식호흡보다 깊으며 마음이 평온하고 건강한 상태의 호흡입니다. 물론, 복식호흡을 하고 있다고 해서 모두 마음이 평온하고 건강한 것은 아닙니다. 그러나 복식호흡을 통해서는 좋은 효과들을 얻을 수 있죠. 복식호흡은 돈도, 시간도 들이지 않는 아주 좋은 스트레스 관리법인 것입니다.

실제로 여러 연구에 의하면 천천히 깊은 복식호흡을 하면 자율신경이 조절되어서 우리의 몸과 마음을 안정화해준다고 합니다. 자율신경에 대해서 조금 더 자세히 알아보자면, 자율신경은 말 그대로 자율적으로 움직이는 신경입니다. 내 의지로 움직일 수 있는 운동신경과는 다르죠. 자율신경이 주로 관리하는 곳은 장기입니다. 자율신경은 심장, 위, 소장, 대장, 방광을 관리하고 체온을 조절해주며, 혈관의 확장과 수축을 관장하고, 땀을 나게 하기도 합니다. 말 그대로 몸의 주인이 통제하지 못하고, 자기 마음대로 하는 신경이기 때문에 '자율신경'인 것이죠.

예를 들어, 저는 스스로 심장박동 수를 조절할 수 없습니다. 가슴이 두근거리고 맥박이 빨라져서 힘들 때도 심장박동을 느리게 조절할 수는 없죠. 식은땀이 나는 것을 제 마음대로 멈추게 할 수도 없습니다. 장의 움직임을 조절하는 것도 불가능합니다. 저의 자율신경을 움직이는 것은 제 의지가 아니라는 것입니다. 그렇다면 자율신경을 조절하는 것은 무엇일까요? 그것은 바로 저의 감정입니다.

자율신경은 크게 2가지로 나뉘는데 교감신경과 부교감신경입니다. 우리의 나쁜 감정들은 두 신경의 조화를 깨뜨리고, 자율신경의 부조화로 인한 많은 증상을 만들어냅니다. 이렇게 극심한 스트레스와 불안정한 심리 상태는 결국 자율신경의 오작동을 일으키면서 여러 가지 증상을 만들어냅니다. 가슴이 답답하고 땀이 나고, 얼굴이 화끈거리고, 소화가 안 되고, 소변이 자주 마렵고, 혈압이 오르는 등의 여러 가지 증상이 나타나면 우리는 이것을 '자율신경실조증'이라고 말합니다.

그런데 깊은 복식호흡을 하게 되면 좀 더 많은 산소가 공급되면서 뇌 신경을 안정시키고 교감신경을 억누르게 되면서 자율신경의 조화를 정상화시킵니다. 그러면 몸과 마음이 편안해지죠. 깊은 복식호흡의 효과는 아주 빨리 나타납니다. 한 연구에 의하면 깊은 복식호흡을 시작하고 몇 분이 지나면 뇌파가 알파파로 바뀐다고 합니다. 알파파는 마음이 안정되고 편안할 때 나오는 뇌파입니다.

또 다른 전문가들에 의하면 복식호흡을 할 때 폐와 복부의 장기 사이에 있는 횡격막이 위아래로 크게 움직이게 되는데, 이때 횡격막에 분포하는 부교감신경이 자극되면서 심리적, 육체적 안정을 찾게 된다고 합니다. 그래서 시험을 앞둔 수험생이나 시합을 앞둔 운동선수들, 또는 화가 날 때 잠깐이라도 천천히 깊게 복식호흡을 하게 되면 화가 가라앉고 긴장이 풀리는 즉각적인 효과를 볼 수 있는 것이죠. 이렇게 대단한 복식호흡은 꾸준히만 해준다면 몸과 마음을 건강한 상태로 만들어줄 것입니다.

지금까지 설명한 깊은 복식호흡은 그 자체로 효과적이면서, 많은 스트레스 관리 프로그램의 기초 호흡법으로 사용됩니다. 대표적으로 명상, 요가, 독일의 정신의학자 슐츠J.H.Schultz가 개발한 '자율 훈련법autogene training', 하버드 의과대학의 행동의학 교수 허버트 벤슨Herbert Benson 교수가 만들어낸 '이완반응법relaxation response' 등 모든 심신이완법의 기초가 바로 복식호흡입니다. 아주 적극적인 치료로 사용되는 최면에서도 깊은 복식호흡은 기본이 됩니다.

실제로 우리나라에서 실시한 호흡명상 프로그램의 효과에 대한 연구가 있었습니다. 자기 통제력이 부족한 16명의 청소년을 대상으로 호흡을 통한 명상 프로그램을 실시했죠. 일주일에 3시간씩 총 10주간 프로그램을 진행한 결과, 아이들은 마음이 안정되며 편안함을 느끼는 빈도가 점점 증가했습니다. 집중력과 인내심도 크게 향상되었죠. 프로그램이 종료되고 5개월이 지난 시점까지도 효과가 있다고 자각한 학생이 무려 63%였습니다.

이런 복식호흡은 매일 조금씩, 꾸준히 연습하면 아주 자연스럽게 해낼 수 있습니다. 하루 10분이라도 의식적으로 편안한 자세에서 천천히 깊은 복식호흡을 해본다면 우리의 자율신경은 조화를 되찾고, 마음은 평온해질 것이며, 우리의 육체는 더 건강해질 수 있습니다.

* 다음 글을 읽으며 복식호흡을 따라 해봅시다.

1. 편안한 의자에 앉거나 바닥에 눕습니다. 편안한 자세로 몸의 모든 근육에 힘을 뺍니다.

2. 한 손은 배에 대고 한 손은 가슴에 댄 상태로 천천히 호흡을 시작합니다.

3. 코로 숨을 크게 들이쉴 때 배가 풍선처럼 부풀어 오르는지 확인합니다. 이때 어깨와 가슴에는 큰 움직임이 없어야 합니다.

4. 크게 들이쉰 숨을 입으로 천천히, 조금씩, 길게 내쉽니다. 이때 부풀었던 배가 천천히 내려가는지 확인합니다.

5. 숨을 다 내쉬고 나면 자연스럽게 다시 숨을 천천히 크게 들이마십니다.

6. 숨을 들이쉴 때는 약 3~4초, 내쉴 때는 6~8초, 또는 그 이상으로 호흡해도 좋습니다.

이런 복식호흡은 매일 일정한 시간에 하면 좋습니다. 특히 아침이나 잠들기 전에 하면 좋고, 그 외에도 피로를 느낄 때 잠시 눈을 감고 편안한 자세로 복식호흡을 하는 것은 아주 좋은 휴식이 됩니다. 지하철이나 버스에서도 마찬가지입니다. 어디서든 우리는 복식호흡을 하면서 마음을 가다듬고 휴식을 취할 수 있습니다.

마지막으로, 제가 주로 환자들에게 권하는 것 중 하나는 스트레칭을 하면서 동시에 복식호흡을 하는 것입니다. 앞에서 말한 것처럼 스트레칭은 한 자세를 최소한 20초 이상 유지해야 합니다. 아주 짧은 시간이지만, 실제로 스트레칭을 하면서 시간을 재보면 20초라는 시간은 아주 길게 느껴질 것입니다. 항상 바쁘고 빠르게 살아가다 보니 마음의 여유가 없는 사람들은 겨우 20초를 기다리지 못하고 스트레칭을 포기하기도 합니다. 그럴수록 우리는 더 느긋한 마음으로 스트레칭과 복식호흡을 시도해보아야 합니다. 이렇게 스트레칭과 복식호흡을 함께 하면서 몸과 마음을 이완시켜주는 것은 아주 좋은 방법입니다.

● ● ● ● **푸는 힘의 힘**

저는 지난 의사 생활 동안 수많은 환자를 만나면서 마음의 힘의 중요성을 깨달았습니다. 앞에서도 말한 것처럼 몸과 마음은 긴밀하게 연결되어 있습니다. 그래서 마음의 힘이 약한 사람은 스트레스를 이기지 못해 몸도 건강하지 못한 경우가 많습니다. 그러나 마음의 힘이 강한 사람은 스트레스를 잘 이겨내 몸도 건강하고, 하고자 하는 일들도 잘 됩니다.

그래서 처음에 스트레스를 이기는 방법들에 대해 연구하던 저는 차차 마음의 힘을 길러내서 관리하는 방법들에 대한 연구를 하기 시작했습니다. 그래서 탄생한 것이 바로 '큐헴QHEM, quantum human energy management'입니다. 지금부터는 '큐헴 이완 요법QRT, QHEM relax technique'을 통해 몸과 마음을 이완하는 방법을 소개하려고 합니다. 이 방법을 잘 따라 하면서 마음과 몸을 완전히 이완시켜봅시다.

큐헴 이완 요법 사용설명서

• • •

큐헴 이완 요법은 몸과 마음의 완전한 이완을 이끌어내는 방법입니다. 크게 스트레칭 운동, 호흡 재훈련, 점진적 근육 이완법, 자기암시의 네 단계로 나뉘죠.

* 1단계: 스트레칭 운동

1단계인 스트레칭 운동은 '근막 통증 증후군myofascial pain syndrome'에 대한 교과서를 집필했고, 미국 케네디 대통령의 주치의였던 트라벨Travell의 방법들을 활용한 것입니다. 여러 가지 스트레칭 동작으로 온몸의 근육을 이완시키는 것이죠. 주의할 점은 근육 하나의 이완 시간을 최소 20초 이상 유지하는 것입니다. 주로 머리와 목 주변의 근육을 이완시키는 것으로 시작해서 다리 근육까지 점진적으로 스트레칭을 통해 이완해줍니다. 특히 통증을 느끼는 부분에 해당하는 근육을 잘 풀어주는 것이 중요합니다.

* 2단계: 호흡 재훈련

2단계인 호흡 재훈련은 의사인 캔드라 파터Chandra Parter의 이론에 근거한 것입니다. 그의 이론에 따르면 숨쉬기처럼 아주 단순한 행동이 우리에게 아주 큰 영향을 줄 수 있습니다. 호흡은 심리학적, 생물학적 상태에 큰 영향을 줌과 동시에 반대로 우리의 심리적인 상태가 호흡의 패턴에 영향을 주기도 합니다. 그래서 비정상적인 패턴의 호흡을 정상적인 호흡으로 바꾸어주는 것은 아주 중요합니다. 이런 방법을 통해서 신경 체계와 불안 증상은 상당히 좋아질 수 있습니다.

1. 옷이나 벨트, 넥타이를 풀어서 느슨하게 합니다.
2. 복부 근육을 편안하게 해주기 위해서 눕거나 편안한 의자에 기댑니다.
3. 복부를 따뜻하고 편안하게 하고 가슴, 어깨, 턱, 목, 얼굴의 긴장을 풉니다.
4. 복부에 두꺼운 책이나 쿠션을 올려놓습니다.
5. 입을 다문 상태에서 코를 통해 편안하고 리듬감 있게 숨을 쉬는데, 너무 깊게 쉬지는 않습니다. 숨을 들이쉴 때 천천히 복부가 부풀어 오르도록 합니다. 숨을 다 들이쉰 후에 멈추지 않고 부드럽게 내쉽니다. 적극적이되 편안하게 숨을 내쉬는데 숨을 들이쉬는 시간과 내쉬는 시간을 비슷하게 배분합니다. 점점 내쉬는 시간이 조금 더 길어질 것입니다. 숨을 들이쉬고, 내쉬는 과정이 부드럽게 진행되도록 합니다.
6. 이 과정을 처음에는 5~10분씩, 아침저녁 2번 반복합니다.

2~3주가 지나면 복식호흡이 자연스럽게 이루어질 것입니다.

* 3단계: 점진적 근육 이완법

3단계인 점진적 근육 이완법progressive muscle relaxation은 미국의 생리학자 에드먼드 제이콥슨Edmund Jacobson 박사에 의해 개발된 방법입니다. 머리끝부터 발끝까지 몸 전체의 근육을 모두 이완시켜주는 기법이죠. 우리가 일반적으로 생각하는 것처럼 그저 누워서 쉬는 것이 반드시 긴장을 풀어주는 것은 아닙니다. 뇌의 자극센터에 갑작스럽게 불필요한 충격을 줘서 의도적으로 근육을 긴장시키고, 그다음 더 깊게 풀어주는 것이 필요하죠. 긴장과 이완을 반복하면서 처음의 긴장을 인식하도록 뇌를 계속 훈련시켜야 합니다. 긴장할 때는 약 5~10초 동안 그 긴장에 온전히 주의를 기울이고, 그다음 정반대로 이완시켜야 합니다. 이완은 12초 정도 해줍니다.

1. 꼭 끼는 옷을 풀어주고 편안하게 누운 상태에서 눈을 감습니다.
2. 다리에는 힘을 빼고 발과 발가락에 5~8초간 힘을 줬다가 12초간 완전하게 이완합니다.
3. 발가락을 머리 쪽으로 젖히면서 긴장시킨 후 이완합니다.
4. 다리를 곧게 펴고 허벅지 근육을 긴장시킨 후 이완합니다.

5. 발꿈치를 밑으로 눌러서 긴장시킨 후 이완합니다.

6. 골반 근육을 수축하면서 엉덩이 근육을 함께 모아 힘을 주어 긴장시킨 후에 다시 이완합니다.

7. 위를 공이라고 생각하면서 수축시키고, 등뼈 쪽으로 당긴다고 상상하면서 위장 근육을 긴장시킨 후 이완합니다.

8. 등을 활 모양으로 부드럽게 굽히면서 어깨와 엉덩이를 바닥에 대고, 가슴을 턱 방향으로 끌어올리며 긴장시킨 후 이완합니다.

9. 등 근육을 바닥에 대고 압박하면서 긴장시킨 후 이완합니다.

10. 어깨를 발 아래쪽으로 끌어당기면서 팔을 옆구리에 꼭 붙입니다. 팔 뒤쪽의 근육과 가슴을 긴장시킨 후 이완합니다.

11. 어깨를 으쓱하면서 귀 쪽으로 당기고 목과 어깨를 긴장시킨 후 이완합니다.

12. 바닥에 손바닥을 놓고 손가락 끝의 방향이 하늘 쪽으로 오도록 손을 들어줍니다. 팔 안쪽을 긴장시킨 후 이완합니다.

13. 말의 고삐를 잡아당기는 것처럼 주먹을 꽉 쥐고 어깨 쪽으로 당기면서 주먹, 팔뚝, 이두박근을 긴장시킨 후 이완합니다.

14. 머리를 오른쪽으로 천천히 돌리면서 목 주위 근육을 긴장시킨 후 이완합니다. 반대쪽도 반복합니다.

15. 정수리를 바닥에 대고 천장 쪽으로 턱을 쳐들면서 부드럽

게 눌러줍니다. 목과 머리가 만나는 부위를 긴장시킨 후 이완합니다.

16. 이마에 주름이 지도록 눈썹을 치켜뜨며 근육을 긴장시킨 후 이완합니다.

17. 눈을 꼭 감고 눈썹을 압박하면서 코에 주름이 지도록 합니다. 얼굴 근육을 긴장시킨 후 이완합니다.

18. 최대한 입 가장자리를 밑으로 당기고 얼굴을 찡그리면서 턱과 목 주위의 근육을 긴장시킨 후 이완합니다.

19. 아래턱을 물어서 턱 근육을 긴장시킨 후 이완합니다.

20. 입을 최대한 크게 벌려서 광대뼈 주위의 근육을 긴장시킨 후 이완합니다.

* 4단계: 자기암시

4단계는 자기암시입니다. 프랑스의 학자 에밀 쿠에Emile Coue는 몸과 마음의 에너지를 정화해주는 자시암시법을 개발했습니다. 세 번째 단계인 점진적 근육 이완법이 끝나면 바로 이어서 자기가 가장 원하는 것을 상상하며 자기암시를 합니다. 이때 청각, 시각, 후각, 촉각 등 자신의 모든 감각을 최대한 활용해 상상하는 것이 중요합니다.

이렇게 네 단계가 모두 끝나면 천천히 주먹을 쥐었다 폈다 하면서 기지개를 켜고 나서 일어납니다.

에필로그

· · ·

삶을 바꿔줄 세포의 비밀

의사로서 31년간의 제 삶을 고백하자면 저는 31년의 세월 중 처음 15년과 뒤의 16년을 정말 다르게 살아왔습니다. 지금은 만성피로 스트레스 전문가로 많은 활동을 하고 있는 저지만 의사 생활 초창기에는 저 자체가 만성피로와 스트레스의 온상이었죠.

처음 의사가 되어 인턴 레지던트를 마치고 전문의로서 10여 년을 진료하던 때까지도 현대의학을 공부한 의사로서 저는 자부심을 가지고 있었습니다. 그런데 실제 진료 현장에서 현대의학으로 해결할 수 없는 수많은 문제를 만나면서 저는 무언가 크게 놓

치고 있다는 사실을 깨닫게 되었습니다. 그 과정에서 만난 의학
이 바로 기능의학functional medicine입니다.

기능의학은 아주 과학적인 의학으로 당시 미국과 유럽에서는
이미 많은 의사들이 학회를 통해 연구를 진행하고 있었지만, 한
국에서는 기능의학을 공부한 의사가 거의 없었습니다. 그러던 중
저는 운 좋게도 국내에서 처음 만들어진 기능의학 연구회에 참석
하게 되었고, 그 일을 계기로 지금껏 새로운 삶을 살아오고 있습
니다.

세포의 기능이 우리 삶을 좌우한다는 사실을 알게 되었고, 저
의 진료실을 찾아오는 많은 환자를 치료할 때 현대의학뿐 아니라
기능의학을 함께 견지해야 한다는 믿음도 생겼습니다. 이 책에서
여러 번 강조한 '세포'의 비밀을 드디어 알아낸 것입니다.

그리고 세포 기능을 약화시키는 대표적 원인 중 하나가 바로
심리적 스트레스라는 것도 알게 되었습니다. 그렇게 시작된 공부
가 바로 심신의학mind-body medicine이었습니다.

이렇게 기능의학과 심신의학은 저의 삶을 송두리째 바꿔버렸
습니다. 그리고 더 많은 사람에게 이 기능의학과 심신의학을 알

려야 한다는 사명감을 심어주었습니다. 이 책을 통해 제가 말하고 싶은 세포 이야기를 좀 더 쉽고 자세히 할 수 있어 정말 기쁩니다.

지금은 기능의학을 공부하는 의사들도 많이 늘었습니다. 어림잡아 수천 명의 의사가 기능의학을 공부하고, 진료에 적용하고 있습니다. 조금만 관심을 가지고 찾아본다면 주위에서 여러분의 '세포'에 대한 이야기를 들려주는 의사를 만나 이야기 나눌 수 있을 것입니다. 세포의 비밀을 알고, 더 건강하고 행복한 삶을 찾아가시길 진심으로 바랍니다.

이동환

피로세포

2022년 4월 7일 초판 1쇄 | 2023년 8월 29일 4쇄 발행

지은이 이동환
펴낸이 박시형, 최세현

디자인 정아연
마케팅 양근모, 권금숙, 양봉호, 이주형 **온라인홍보팀** 신하은, 현나래
디지털콘텐츠 김명래, 최은정, 김혜정 **해외기획** 우정민, 배혜림
경영지원 홍성택, 김현우, 강신우 **제작** 이진영
펴낸곳 (주)쌤앤파커스 **출판신고** 2006년 9월 25일 제406-2006-000210호
주소 서울시 마포구 월드컵북로 396 누리꿈스퀘어 비즈니스타워 18층
전화 02-6712-9800 **팩스** 02-6712-9810 **이메일** info@smpk.kr

ⓒ 이동환(저작권자와 맺은 특약에 따라 검인을 생략합니다)
ISBN 979-11-6534-489-4(03510)

쌤앤파커스(Sam&Parkers)는 독자 여러분의 책에 관한 아이디어와 원고 투고를 설레는 마음으로 기다리고 있습니다. 책으로 엮기를 원하는 아이디어가 있으신 분은 이메일 book@smpk.kr로 간단한 개요와 취지, 연락처 등을 보내주세요. 머뭇거리지 말고 문을 두드리세요. 길이 열립니다.